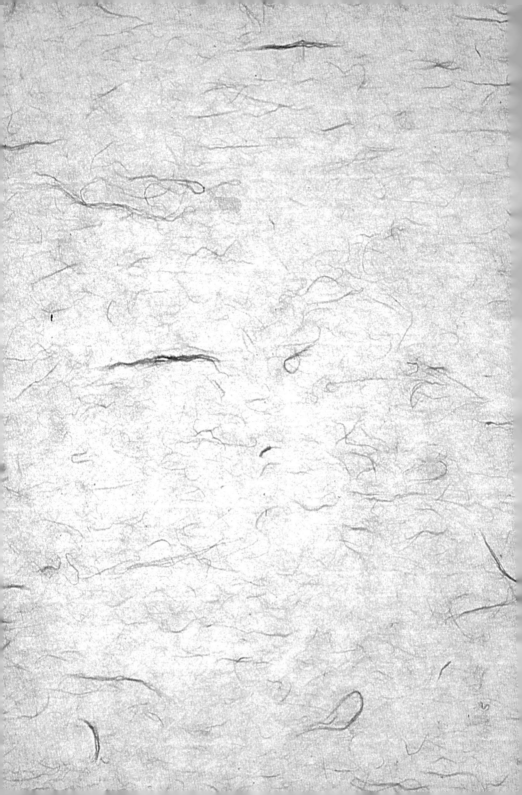

缽・聲灸

療育的藝術
Sound – Penetrate

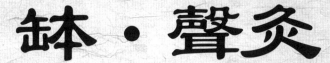

——Leo 用聲音打通身體任督二脈，
不藥而癒的「身體風水」養生學

【暢銷修訂版】

楊裕仲

Leo 著

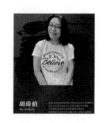

胡琦值
Hu Cathra

當阿育吠陀遇見神奇的聲灸

在印度阿闥婆吠陀（Atharva Veda，最初記錄阿育吠陀原理的印度古老聖典）中描述，宇宙的創造之聲即「宇宙原音」是 AUM（或 OM）。

在吠陀經的宇宙起源學裡談及宇宙是由聲音振動而產生的，因此所有物質都振動著某個頻率，而宇宙中有兩種聲音：Ahad 和 Anahad。

Ahad 是指撞擊某物質振動後，透過分子結構的運動並傳遞產生的聲音，如：風吹過樹的聲音，呼吸時氣體撞擊聲帶和口腔的聲音，或是撥動吉他的線弦。

Anahad 則是未被打擊的旋律。

音流瑜伽（Naad Yoga）裡也描述了如何運用「聲音」來提高自我的意識，用梵音來振動脈輪，以音樂讓自我內在充滿喜悅，進而促使身心平衡健康。

梵文字 Naad 指的是「聲音的本質或流動，共振」，它是由 Na 和 Da 兩個音節組成的，Na 有流動的意思，身體流動的這五種「氣」（Vayu）都有著 Na 的字尾：上行氣 (Prana)、下行氣、(Apana)、上升氣 (Udana)、平行氣 (Samana)、遍行氣 (Vyana)。

而 Yoga 則代表著「合一與道」。

阿育吠陀的「聲音療癒（Sound healing）」中記載著，印度古代聖人們（Rishis）很久以前就講述

了萬事、萬物皆起於振動，人和所有的有情眾生都是振動體驗的一部份，都與大自然都有著共同振動體驗。此特定能促使萬物顯化振動並產生能量的就是來自宇宙中的創造之聲「嗡」（OM）的聲音。

不同的聲音頻率能幫助受干擾的細胞或組織產生淨化修復的作用，對「聽者」的身心達到調理效果。

瑜伽調息裡講的三脈與七輪是人體內在重要的能量系統。上行氣 (Prana) 的通道 在「中脈」對應著脊柱，兩側的左脈及右脈是代表著日、月（即陰、陽）的能量。

這三個能量通道連接 72000 條氣脈（精微的能量管道）對應了全身的神經系統，想像這些氣脈像是吉他或古箏彈奏的弦，當在中脈發出了振動，都會在左右脈以及全身的氣脈有著共鳴的振動，讓振動

傳遞到全身細胞。用這樣特定的共鳴振動來平衡身心，達到調和及維持身體健康。

　　頌缽療癒（Singing Bowl Sound Therapy）在歐美國家已是很普遍的調理手法。它的起源歷史可以追溯於公元 8 世紀左右，相傳是由藏傳佛教蓮花生大士從北印度帶到西藏，再傳入尼泊爾及喜瑪拉雅山區等地方。「缽」原本是修行者跟僧侶們用來托缽當食器的器具。

　　而後許多工匠家庭也用它來當日常食器或保存食物。

　　隨著當時的信仰發達，人們發現這個平時被作為食器使用的「缽」，敲擊時所散發出的聲音能使人快速進入深度冥想的狀態，進而使用在誦經與冥想中；後來這古老的頌缽被西方遊客們感到驚嘆而帶

回歐美國家研究並發揚。

頌缽的科學原理是藉由聲波頻率提高人體的新陳代謝與免疫能力，或是緩解疼痛。

2022 年由印度返台時，有機會體驗 LEO 老師獨創的療癒養生法「缽。聲灸」。身體接收「缽。聲灸」的過程，只需要放鬆地躺著感受抒壓靜心的過程。

LEO 老師專業融合運用東方和西方的醫學知識與頌缽的特點，獨創了「缽。聲灸」（Sound Penetrate）療癒的藝術。透過敲擊銅缽產生振動聲波及缽的聲音厚度與穿透力對人體的經絡進行「聲灸」干擾的療癒方法，使身體原有的聲波能達成和諧。

從醫學專業的角度，我知道這套自然療癒的方法是簡單且安全有效的，也經得起邏輯和科學辯證。

在體驗後立刻和 LEO 老師預約學習課程的時間。

學習後，不論做自我療癒或是協助他人的調理時，每一次觸擊銅缽發出的聲音，我總是觀想著此聲音就如同宇宙原音 「嗡」（OM），透過振動的穿透力傳遞入體內產生共鳴幫助刺激生命能量的流動並調和脈輪與氣場，提升個體的意識感知達到身心平衡。

我真誠地推薦您來體驗或學習 LEO 老師的「缽。聲灸」療癒的藝術，因為這套養生方法是現代最「易學易懂」且「科學化」的療癒之一。

胡琦伭
（Ayurveda Vaidya HU, CHI-CHEN 印度阿育吠陀註冊醫師）

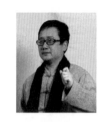

當丹道經絡遇見聲灸養生

　　楊裕仲博士研發「缽。聲灸」，卓然有成，他發心「以聲音供養十方，願缽聲遍見十方」，也在各地進行志工服務，令人感佩。

　　如此的「缽。聲灸」乃是一種「聲音之道」，「聲音之道」的療育具有音樂、能量、禪修三環而環環相扣。頌缽的音樂表演在當代已經被多所開發，而楊博士的「缽。聲灸」結合能量醫學，走向聲灸療育禪修則具有自己的獨創特色。就此而言，「聲音之道」的療育具有「四念處」禪修的內涵：身念處、受念處、心念處、法念處。感覺回收至修行者自己

身體的能量變化乃是「身念處」。體會修行者自己身體之內的能量中心，以及諸能量中心之間的能量具有升降、開合、順逆的變化，會產生種種光明、喜悅、平靜的覺受，此乃是「受念處」。若有悲傷等情緒產生，也要接納它，讓它自然流露出來，這是情緒淨化的過程的現象。覺知光明、喜悅、平靜的覺受仍然是無常的，層層突破，往上超越，此是「心念處」。體悟的「緣起性空」、「同體大悲」、「自性平等，自性清淨，自性慈悲」等等則是「法念處」。

「缽。聲灸」的基礎音是嗡乃是梵音 Om。華梵傳統皆以 Om 作為音聲修行的基礎，認為 Om 包含了 AUM 三個音，分表代表宇宙的生起、維持、轉化。AUM 三個音分別是意識、潛意識、超意識。

其實，「嗡」(Om) 字包含了宇宙的一切元音而形成聲音法流，入流亡所，即梵文中的 12 個母音 ĀA、ĒE、ĪI、ŌO、ŪU、ṀM 以及四個彈舌音，如此能夠淨化潛意識的染污而轉化為純淨的超越意識。就中華禪所重視的《楞嚴經》經文的密意來說，七大的禪修「地大、水大、火大、風大、空大、識大、見大」，可以分別搭配於修行者身上的七輪 (海底輪乃至於頂輪)，也就是分別是從海底輪、密輪、臍輪、心輪、喉輪、眉心輪、頂輪起修，進而相應於楞嚴定的耳根圓通三摩地。因此可以體會「缽。聲灸」的基礎音嗡 Om 乃是拙火由海底輪升起而淨化身上的七輪將身心的七大回到宇宙元音法流而加以淨化，從而達到「缽。聲灸」的療育的效果，就此而言，楊裕仲博士所研發的「缽。聲灸」乃是

當今世界的頌缽養生中極具有獨創性的成功典範。

「缽。聲灸」不僅在實施的手法與療育禪修上取得相當的成就，楊裕仲博士更加研發「缽。聲灸」與《黃帝內經》的五行、臟腑、經絡等等中醫理論的結合，甚至走向內丹道功，嘗試走出一條涵蓋南亞方式的七輪與氣脈明點理論以及東亞方式的特有身體觀的整合性的道路，值得鼓勵，其進一步展開令人期待。

「缽。聲灸」的基礎音是嗡乃是聲波方式的「太極雙魚圖」，如此「太極圖」乃是陰陽二氣相沖以為和氣，發動療育聲波的太極運動而持續之，坎離交濟。如此在身體的各個部份進行太極運動而導引之，一動無有不動，全身的水份與訊息波都可以快

速向上提升，轉化五臟五行氣而「五炁朝元」從而進入參禪之喜悅之道。如此的「缽。聲灸」乃是一種聲波的太極導引。在「缽。聲灸」的嗡的一元音之中，抱一還元，太極本無極，與道合真，到達「煉精化炁、煉炁化神」的精神煉養的宇宙生命廣大和諧。因此十方遍見圓通聲塵，祈願楊裕仲「缽。聲灸」以聲音供養十方，願缽聲遍見十方」的事業，可以生生世世永恆不息，是為至禱。

賴賢宗 **博士**
(國立台北大學中文系教授暨東西哲學與詮釋學研究中心主任)

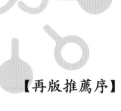

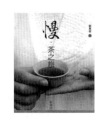

以茶行氣、以聲療育。即將進入銷售 5000 本的書，你能錯過嗎？

認識 LEO 乃因他的大閨女是我的茶道學生，此景已過 10 年歲月，在這 10 年中，茶是我們彼此的交流，曾幾何時，缽聲～也悄悄進入了我們的話題中，而在這麼多年來，LEO 也把缽「聲」正式理論化、系統化及實踐化，創立了「缽。聲灸」，並在（國際自然醫學期刊）發表，也讓國際的認可來驗證他這麼多年來在臨床上研究成果的努力；而我也從閨女的茶道老師換了另一個身份：「缽。聲灸」的學習者，正式跟 LEO 學習「缽。聲灸」，而其中的奧妙也讓我受益無窮。因為接觸「聲灸」

之故，也興起把自己的專業「茶」與之結合的契機。由於本身在茶文化領域的專業及身體對於茶氣行走的敏感性，因此，在未來會「以茶行氣、以聲療育」形式，預計結合「聲灸」與「正念茶學」使之系統化，讓大眾藉由「聲灸」療育時，同時可以感受茶氣的表現，讓喝茶可以更深度化。相信這是一門非常精彩的內容組合，也讓愛喝茶的 LEO 及我可以繼「聲灸」後再續茶事療育，豐富生活品質。

此書讀後我分成三大部分：第一部分是個案「聲灸」療育分享。書中可以看到大量的個案分享，這一些個案在經過「聲灸」療育後都得到非常好的效果，除了一些基本症狀表述及「聲灸」療育結果，書中還有一些簡單的中醫理論分享，讓讀者更了解來龍去脈。第二部分則是「聲灸」的理論與原理。

這一部分會讓讀者更了解什麼是「聲灸」？讓大眾了解「聲灸」是將「聲音物理學」從「自然醫學的觀點切入解剖」的療育系統運作架構，進而可以在非侵入下緩和症狀並達到效果。第三部分為預防養生，如同書中提及的養生：喝水、吹風機、吃粥及睡覺。做好這四件事就可以提升生命品質。

文明社會之際，失眠、三高、全身不明痠痛，甚至搞不清楚的情緒低落等，看遍了醫生，也吃了不少藥品及保健食品，但效果似乎有限或者不佳，針對以上問題，如果有另外一種選擇，我想「聲灸」會是很棒的選項。如果你還在思索如何療育自己的身心，但不知該怎麼做？這一本「聲灸」是很好的選擇。尤其是怕痛的人，因為在整個療育過程中都是非常舒坦，沒有一絲疼痛感，我想，這也是為什

麼我自己那麼愛「聲灸」療育，所以，自己也成為「聲灸」的一員的原因。

　　最後，期待 LEO 這一本「聲灸」可以幫助到更多人，讓他們能透過此療育系統方法享受到舒坦及舒心。

劉惠華 博士
（國立台北大學中文系教授暨東西哲學與詮釋學研究中心主任）

目錄
Contents

目錄
Contents

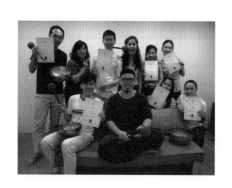

目錄
Contents

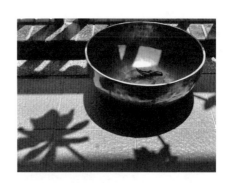

《楔子》| 願缽聲，遍見十方

認識「聲音」的這近十年時間裡，常常為了驗證「聲音」這項介質的客觀性，不斷地與聲音進行對話，包括在旅行、當義工、做義診、從事教學，甚至做臨床實驗等等而行走全世界，因而認識不少世界各地對「聲音」認同的朋友、學生們，也讓我在世界各地的許多角落見識到許多生活在你我認知以外的人們，其「真正生活的樣子」。

走出舒適圈，看見另一群生活在底層的人們

如同你我的一般人，對於「生活」的認知，總覺得「人生」好像是自己可以掌握的、可以「自由地」

選擇你我想要的生活方式、生活品質、學習方式，以及如何賺錢、去選擇自己有興趣的事物，並認為這是理所當然的。

但事實上是，當我走出自己生活環境，並透過旅行的眼睛真真實實的看見：原來世界上還有許許多多的人被現實逼迫、沒有能力、沒有足夠收入可以去看醫生，甚至許多蹲在世界聞名的風景區角落裡乞討的人們，他們實際生活更是你我難以想像的存在，例如有人一出生就被某些非法集團所控制、刻意將身體變成殘疾人士、被迫放置在旅客多的地方乞討，像是佛教聖地——印度的菩提迦耶等，又或是雖然身體沒有殘缺但出身的環境不好難以掙到固定收入，例如在偏遠山區中修行的師父、丘比尼們、各國的貧民窟、難民營，或位在西藏、雲

南、尼泊爾、青海等的少數偏遠民族、台灣深山部落……等。

而這些地方也長年面對醫藥及醫療的缺乏，使得這些人當身體有任何微恙時，只能任其惡化發展；有的人甚至因已上了年紀，只能走一步算一步，放棄身體能夠恢復健康的可能性，只求將手中微薄的資糧，留到下一餐溫飽或是下一筆補助款來臨之前盤算著過日子。

在印度菩提迦耶體驗最尊貴及最貧窮的震撼

「成就不在於物質高低，而是你回到以前的地方把無助的自己帶回來。」

——尊勝第十六世大寶法王讓炯日佩多傑

從 2012 年起，我開始年年到印度的菩提迦耶，參加藏傳的「世界祈願法會」擔任義工。這是由藏

傳尊勝第十七世大寶法王噶瑪巴・鄔金欽列多傑（Ogyen Trinley Dorje）所號召，讓位於世界各地的義工們、仁波切 (註1) 們一同前來完成的殊勝法會。

我當了這麼多年的義工生活下來，著實見證了什麼叫：「緣起的不可思議」。當年剛到印度時，映入眼的第一眼印象，猶如回到四、五〇年代時的台灣一般，可用「落後」一詞來形容當時的「印度菩提迦耶」一點都不為過。在當時，隨地可見的泥巴路、牛隻、三輪車、腳踏車、嘟嘟車、乞丐、破磚瓦屋，是生活在現代都市叢林裡的人很難想像的一個地方；尤其到了晚上沒有路燈，只有雨後泥濘的

＊註1：仁波切是藏文（rin-po-che）的音譯，源於藏語，原義是「珍寶」，意義與和尚、阿闍黎、喇嘛、高僧相近，在此是對藏傳佛教上師的一種尊稱。

爛路與月光而已，而附近不遠處除了是當地的貧民窟外，更擁有世界最富盛名的佛陀成道地──「正覺塔」。

一眼望去，所有的人、事、物、地、景色產生巨大衝突感，就如同佛典中所談下三道──畜生、餓鬼、地獄──一般的呈現在面前。看見時空如此錯置，卻讓我的內心徹底的被震撼住了，也才真正開始改變自己，實際體驗在人世間及宇宙渺小如我還能做什麼？……

「聲灸」＋「健康四件事」＝「無毒人生」

這些年來，只要有機會，除了推廣「聲灸（Sound-Penetrate）」、「聲音的辯證與應用」外，同時也長年推廣「健康四件事」：即喝水、吹

風機、睡覺、喝粥（136 超級養氣粥），其原理恰巧符合了中醫的「補、洩、造血、解毒」等四件在人體最重要的元素養分。

當許多人的日常已經習慣吃藥、外求各式各樣的醫療行為的同時，身體已經找不出更有效解方的今日，我推行「聲灸（Sound-Penetrate）」目的，無非是希望能讓更多人能認同「無毒人生」的存在，回到身體最原始就有的自癒能力基礎上，讓身體自然而然地產生如飛輪般的循環力量，促使自身生活品質在質量各方面都能優化。其實，只要我們願意在日常生活中改變一些「不好」習慣，放入一些「好」的生活習慣，就可以讓「身體不藥而癒」。

這並非不可能，而是非常可能在日常生活中自然實現的。

用聲灸及吹風機掃除師父疼痛的身體

例如我常常在義工、義診、志工的活動場合中都會遇到不少師父，雖然生活作息十分正常，包括平時茹素、長年誦經打坐做功課等等，但卻因為身體太過潮濕，或該喝水時沒補水、太久沒有活動而使得身體僵硬，又或是長時間維持固定姿勢打坐誦經，導致身體積累許多的不適感等等。

這時，若想要幫忙他們做身體局部按摩，卻又面臨到師父在做佛學實修時，不適合肢體接（碰）觸。因此師父們也只能對身體的病痛望而卻步。但是，當透過「聲音」這個既科學又客觀的介質，情況又不一樣了。

因為「聲音」的傳遞並不須要接觸身體，若能適

當控制後，所展現出強大而有趣的穿透力能恰如其分地引導身體中不平均的水分移動，並到身體所需的地方加強流動代謝，再搭配每天養成習慣用吹風機去濕（其原理來自中醫的艾灸），就可以解決師父身體疼痛的問題。

所以，當第二次再見面時，就會聽到師父們說：「我的身體透過你的『聲音』調整後，好了很多吧！而且也是因為認識了你，我才有了人生第一把吹風機。沒想到，每天固定早上起來吹個 10 ～ 30 分鐘而已，過一陣子後，身體竟然好轉起來，真的就不痛了！」每次我只要聽到許多有緣人如此訴說著他／她們身上的「意外好消息」時，都足以讓我開心不已，而且持續很久。我想這就是那麼多年下來，被這許許多多的感動與被看見的痊癒溫度，才能讓

我繼續維持推廣著「聲灸（Sound-Penetrate）」(註2) 與「聲音的辯證與應用」吧！

將聲音「辯證與應用」是自我使命

如果「聲音」，本身就是一門「非常客觀」的物理現象，那麼將「聲音」的存在，用「辯證與應用」的方式去操作說明，進而「量化」並有效地傳遞這項知識，應該就是我的使命。

「人」一直自古以來，「人體」就是無與倫比般「高科技的存在」，我也一直深信，人是可以有機會「不藥而癒」的，如同《黃帝內經》所提：「因五音，而正體」般，可透過不同的音律、深度、廣度達到引導校正身體的功能，這也是我為何長年在教學上時形容聲音是有方向、有重量、有厚度的。

只是「這一把鑰匙」如何牽引身體再次產生「體內飛輪力量」呢？

當身體能夠自由的「流動」與「代謝」時，無論是自己，或生活周遭所在意的親屬、朋友、家人們，一定也可以「優化生活品質」，並將生活的質與量一併提升。

《「缽。聲灸」療育的藝術》的誕生

我在一次南下會友期間，與朋友不斷聊到「聲音的辯證與應用」原理，是來自於「水盆實驗」、「方向速度實驗」的量化原理過程，自此蛻變於教學、臨床當中實踐應用。這時，朋友忽然靈光一閃

＊註 2：新創「聲灸（Sound-Penetrate）」，已於經濟部智慧財產登記。

地提醒我說：「是不是該為這套方法、經驗取個好記的名字啊？畢竟現在坊間有太多人談『缽』及聲音療法了。即然你是用科學法驗證聲音，就不該浪費能量在被混淆解釋上！」於是，我馬上為這項教學療育系統給出了定義——《「缽。聲灸」療育的藝術》，同時也是本書的由來。

《黃帝內經》所說的：「經脈者，之所以決生死，處百病，不可不通。」其精確定論出調理好人體的「氣」就是緩解慢性疾病的有效方法。阮籍在其《樂論》中也說：「樂者，使人精神平和，衰氣不入，天地交泰，遠物來集，故謂之樂也」。元代朱震亨也指出：「樂者，亦為藥也」。

搞定血液循環，「亞健康」問題 Bye-Bye

現代人長期作息慣性不正常所造成的「亞健康」，往往讓太多人耗費精神在找尋，身體健康上卻不得其門而入。問西醫，經常收到代謝不好的解答；問中醫，常常回復是身體太虛而血氣調理緩慢。但無論中西醫，其實最後所指的是：「血液循環的良窳，促使免疫系統發揮多少功效」。

所以回到身體不適的所有源頭，講白了就是「流動不佳」才發生了問題。難怪有許多人花了大半生時間卡在「吃了藥吐不出來、動了手術無法後悔、有錢難買好健康」的困擾之中，其實只要透過「缽。聲灸」，或許就能提供另一個有趣的解方籤！

聲音的緣起，就如同覺知一般，你／妳的人生並不是場交易，而是你／妳準備好去看見了嗎？

　　其實，佛陀不是佛教徒、基督並非基督徒、而聲音也非聲音啊！

　　如此，此時的我只願～「願缽聲，遍見十方」。

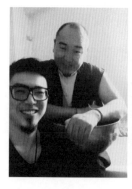
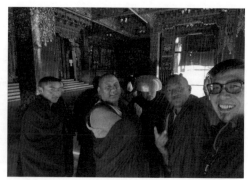

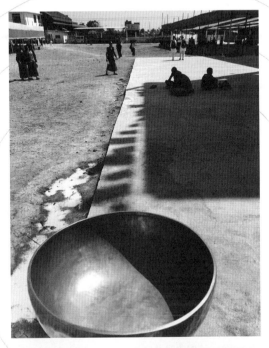

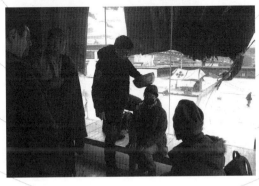

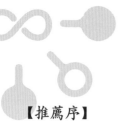

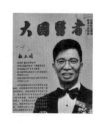

「缽。聲灸」，朔源內經，達「樂」「藥」同源之理

　　裕仲兄於「中華亞健康世界總會」的體系中，秉持著本會「不醫、不藥、非診、非療」基本精神，在「言之有物、論之有據、易學易行、有效無害」的學術基礎上創建了「缽。聲灸」人才培訓專業委員會，並順利取得指導委員的認同得以開展本專業的系列活動，值得慶賀！

　　「中華亞健康世界總會」專注在改善民眾的亞健康狀態，目前設置了二十多個專業委員會、十七個海外分會、在各界的支持下匯聚了五十多位學界、醫界、藝文界、企業界的領袖所組成的指導委員，

可說是人才濟濟，菁英薈萃。裕仲兄在音頻共振、聲波療癒方面具有獨特的專業優勢，是總會體系中多項專業領域中的重點發展項目之一。

　　人對聲音的接受能力始于孕婦懷胎時期的嬰兒，其五官中最先「開竅」的感官是聽覺，嬰兒在腹中即可聽到母親的心跳聲、呼吸聲和說話聲，所以現代人所熱衷的「胎教」，就包括讓孕婦聆聽音樂。優美的聲音可以調解情緒、安定呼吸、淨化心靈，對內臟起調節的作用，而就字義上來看，倉頡在造字的時候，即把草藥當做是音樂效果的延伸，因此「藥」字是從「樂」字衍生而來，所以「樂」也具有促進健康的積極效果。

　　在佛教文化中，藥師佛左手托缽，缽中盛滿妙藥甘露，可以解救一切病苦，而民間常見的佛像中，

諸如釋迦牟尼佛、阿彌陀佛、觀音菩薩等都有托缽或持缽的造象。「缽」本身屬於是神傳文化，是修行者的食器，也是佛法的象徵，和袈裟同樣是需要隨身攜帶的物品，禪宗以「傳衣缽」一詞視為法脈傳承的正統性。除此之外還可當做修行者與神佛之間聯繫時搭配梵頌的法器，以及協助修行者潛修的觀想工具。

本人喬任中華亞健康世界總會的總會長，在自然療法的領域雖已沉浸多年，亦仍須在眾多名師的指導下方得領悟些許心得，而對於傳統醫學與宗教永遠抱持著崇敬的態度。古聖先賢本著陶冶情操、安心寧神、修身養性的目的而制樂，因此欣賞古典音樂自然健康快樂，延年益壽。明代醫家張景嶽認為音樂「可以通天地而和神明」；擅長外治法的清代

名醫吳師機著《理論駢文》中主張：「看花解悶，聽曲解憂，有勝於服藥者矣。」

音律順應萬物運行和人體養生之道，《黃帝內經》曰：「天有五音，人有五臟；天有六律，人有六腑……此人之與天相應也。」《史記》記載：「樂者，天地之和也。」「故音樂者，所以動蕩血脈，通流精神而和正心也。」宮動脾而和正聖，使人溫舒而廣大；商動肺而和正義，使人方正而好義；角動肝而和正仁，使人惻隱而愛人；徵動心而和正禮，使人樂善而好施；羽動腎而和正智，使人整齊而好禮。

綜觀古今中外，均對於音樂對於人體的療癒機制極為重視，很高興裕仲兄能夠結合傳統與現代的技術與學理，創造出「缽‧聲灸」的獨門養生技法，

正符合本會設立專委會的發想點：「開宗立派、發枝散葉」的期待。也樂見能在不久的將來，本專委會能夠在健康產業中獨領風騷，大放異彩！

賴正國 博士

（中華亞健康世界總會 總會長／學術背景：中國管理科學研究院 醫學管理-博士、中國管理科學研究院 大健康學院-院長、美國自然醫學研究院 研究員／專業資格：中國大陸-百年百人「大國醫者」、中國大陸-針灸科醫師、北美洲-整合醫學醫師、世界自然醫學組織-人道服務醫師）

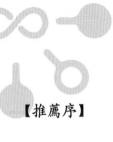

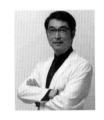

自然療法（naturopathy），
字義即為「自然藥方」

　　世界上真正存在的療癒力量只有一種，即自然本身，也就是生物與生俱來對抗疾病的恢復能力，這也是對人絕對無害的友善療法。

　　自然療法（naturopathy，字義為「自然藥方」）的治療方式是應用多種天然方法，使個人實踐健康達到最佳狀態。然而現代自然療法卻是由十八至十九世紀歐洲與美國的自然療癒系統發展而來。

　　治癒疾病的自然系統是基於調節飲食、呼吸、運動、沐浴、以回歸自然；並運用多種力量來消除系

統中有毒產物，以此提升患者的生命力，達到適當的健康標準……。

　　說起跟楊老師認識的過程，就像是早就在生命旅途中安排好的緣分，由於本人在健康產業推廣自然療癒的營養系統已有十多年的時間，2 年前剛好接下我多年想啟動的願望，接下自然醫學學院亞太區總監，推廣自然醫學相關碩、博士學系，當時由整脊名師簡鴻欽老師向我介紹 LEO 楊老師相識，這是我的身體初次接觸到「聲灸」的體驗，當缽及缽聲在我身上遊走時，我的腦中及身體筋膜深處產生讓身體進入到另一層次的奇妙感，這次「聲灸」體驗讓我有感於大自然造物者的智慧高深，及我們人類的所知是如此的渺小。

楊老師此書一版造成極大的迴響與口碑，我想是不意外的，人們尋求身體的青春與活力是不會停止的，而身體的自然療癒能力正是抵禦 21 世紀主流疾病「慢性代謝症候群」最佳恢復能力，更是對人們絕對無害的友善療法。祝福楊老師第二版的出書能造福更多的讀者，對於「聲灸」這種大自然的療癒方式，能有更進一步的了解及應用，對於解決台灣目前醫療體系人滿為患的環境，更是一大福音！

吳學峯 Ph.D
(UNIP 亞太區自然醫學學院總裁／共享健康生醫公司／
台灣奈諾分子實驗室／前台灣自然醫學學會副會長)

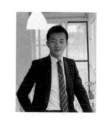

教練的功能是，協助我們傾聽身體，讓每個人輕鬆健康

在我從事的財商及房地產的教育中，13年來的教學，一直都是鼓勵學員能懂其原理，並能實質應用。在「速成」的年代裡，多數人追求的皆是找到捷徑且能快速成功的方法，導致許多人縱使經過了多年的學習，仍舊只能在原地打轉，而不得其門而入，更別說能內化並實用。

先說說體驗 Leo 的聲灸，令我印象深刻的是在沒有任何承受皮肉痛的過程中，身體酸痛之處有了顯著的改善，我是一個樂於嘗試「身體處理」的個案，所以經歷過大大小小的「戰役」，期盼讓曾經搞壞的身體能盡可能復原，只是這過程要承受各種「痛」的代價，實在是無法言喻。

不過更讓我想推薦 Leo 的原因，是因為 Leo 與我的理念相同，總是在協助個案的過程中，以最能夠讓個案理解的方式，給予原理的教導，並期盼個案能從中得到治本的關鍵。原本總是一個一個的說明，透過這本書，便能大量的讓更多人收到 Leo 多年來的研究與心得，且內容淺顯易懂，相信看完這本書的你也能輕易的開始並跟上，深深的祝福你也能因著這本書健康並喜樂。

吳建賢 *Cosmo*

（現任：財富方舟學習平台創辦人、財富方舟總經理、財富方舟資產管理股份有限公司董事長、好租一二三股份有限公司總經理／專長：身心靈與財富整合、資源整合、創業系統、房地產投資／著作《出擊吧！奪回你的人生主導權》、《包租公秘笈（20 個包租公要教你的 66 件事）》）

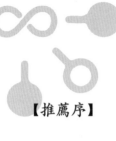

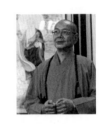

若能與「聲」相遇、予「身」相癒，是為善巧

在很久以前，就有尼泊爾的友人贈送給我尼泊爾的缽，「缽」對於佛弟子而言，是有著特殊意義的，當時，因為信徒的機緣引薦，有機會與「十方頌缽」的楊裕仲老師相識，實屬難得驚艷而愉快的邂逅。

時值，初見楊老師時，帶著一個臉盆一般大的銅缽來到慈法禪寺。我們寺院中的僧眾們都非常好奇地看著，這位年輕的老師，會為我們帶來些甚麼不同以往的感悟呢？

楊老師先是簡單的與法師們簡單說明「聲音」的原理，並依序聽取大家身體狀況後，隨即請法師們

紛紛躺上寺中的美容床上，當缽聲敲起時，那個音律奇特的平和，引人感受愉悅而平靜的入定，當缽在身上遊走時，不禁讓人好奇：「用『聲音』真的能夠對身體有幫助嗎？」

意外的是，就在所有的法師結束「聲灸」後，原本有脖子不適的、肩膀僵硬的、腰背酸麻的、胸口鬱悶的，竟然無一不被舒緩解除了。這著實讓大家都對這個我們平日熟悉的「缽」有了新的詮釋樣貌。我佛慈悲，所云其聲，亦為佛珍八供之一，若能與「聲」相遇、予「身」相癒，是為善巧也！

楊老師此次出書，願「聲音善巧而立眾生之福慧」，與之方便法廣傳澤嘉世有緣人！

淨耀 師父
（慈法禪寺住持／中國佛教會理事長）

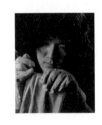

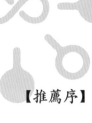

聲音，一種無限可能的藝術

「藝術聯覺」的啟發

建構現代抽象繪畫理論的代表性藝術家——瓦西里‧康丁斯基（Wassily Kandinsky，1866～1944）認為：「音樂」與「繪畫」兩者之間有著特殊而緊密的連結關係，因此可以同時帶給聽者或觀者產生出所謂的「藝術聯覺（Synesthesia in art）」。

藝術聯覺在此就是指「聽覺」與「視覺」感官的同頻共振，聽覺上的「聲音」能在腦海中轉化為視覺性的「畫面」，大腦在聆聽音樂時能夠看見不同的點、線、面與色彩；相對在凝視這些抽象造型與

色彩的構成時也同樣能夠聽見聲音與旋律。

　　康丁斯基認為，音樂的本質美感就是抽象的，音樂就是透過純粹的「聲音」才能夠表現出藝術家靈魂深處的內在情感。

「聲音雕塑」的創造力

　　當代西班牙觀念藝術的重要先驅、著名的女性跨領域藝術家－宮查・赫雷茲（Concha Jerez, 1941~），提出了一種由「聲音」所構成的「聲音雕塑」。她的基本理論在於「視覺上的造型」其實就是成因於「形體」占據或切割了所存在的二度或三度空間後的狀態；同理，聲音也可以被認為是占據及切割了「聽覺空間」的某種「聽覺造型」。如果我們把原本「無聲的聽覺狀態」類比成「空無一

物的平面或立體空間」，那麼不同種類的「聲音」正如同各種感覺的「造型」，存在於我們大腦聽覺的無限空間之中。

赫雷茲認為，聲音的本質狀態就是有型的，透過各種聲音無限的交互排列組合，便可以在每個人的腦海中創造出非視覺性的自我虛擬雕塑。

非典型才能帶來藝術全新視野

裕仲與我相識多年，我們先後皆為台北藝術大學美術系的校友。我屬於堅持在某一類藝術範疇內從事創作實踐與教學研究的「典型」藝術工作者；但是在我眼中，他卻是一位有著豐富跨學科、跨領域的實踐經驗與成就，並且仍不斷創新探索而且持續自我挑戰的「非典型」藝術家。

或許從本書內容所涉及的知識目的來說，裕仲的這本關於「聲灸」的著作對大多數讀者而言是屬於日常生活保健應用的書籍。但是從我個人的角度來看：本書中的許多將「聲音」加以運用到人體健康的切入觀點、理論基礎、操作方法與實踐案例，卻也令我再一次認識到「聲音的無限可能性」——如同當年康丁斯基與赫雷茲分別在聲音的運用發現上所帶給我的全新視野。

楊北辰
藝術家

（四川美術學院專任副教授／台灣藝術大學兼任助理教授／寒舍空間、月臨畫廊
獨家經紀藝術家／國立台灣美術館、三義木雕博物館藝術品典藏／
佳士得（香港）、蘇富比（香港）、羅芙奧藝術品拍賣）

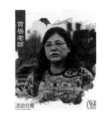

身體的風水

　　還記得第一次接觸到「頌缽」，直接跟身體正面接觸與接受療育，我能深深的感受到身體「氣息」順暢棉柔。離開個案床之後，發現自己身體「水分」的代謝開始有了不同於平常的量，又或者應該說是回復了原本該有的機制表現。

　　當下，我就決定要將這個學問與療育技法推動給周遭的夥伴，一起學習與運用。

　　當我在大型課程中加入了頌缽療育，場域內的氛圍與震動頻率有了細緻化的回應，「聲音」本然地催化內在心性的平靜，而療法發揮功能產生對治

療受到過多環境賀爾蒙所造成的身體失衡，進行撫慰、淨化、提升品質。

　　拜讀了這本《「缽。聲灸」療育的藝術》，看到作者費心為讀者介紹了安頓身心的認知與輔導；而這裡頭療法、技巧、傳承都蘊含耐人尋味的廣大智慧與研發，重點在於傳遞「流動」的鮮活真諦。

　　我接受過頌缽療育，我也引介夥伴一起學習與運用，這對從事身心靈工作的我而言，具有相當的啟示與受療育的意願，這是一門值得人們探討、療育、學習的智慧，對於壓力高張的社會結構更是一帖良藥。

貫譽 老師
（身心靈的帶領者）

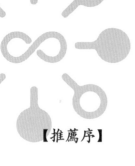

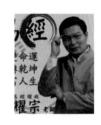

「缽。聲灸」願嘉惠更多有緣十方眾生

本人認識 Leo 老師已有許久的年頭，眼中的他，非常熱情、正直，熱愛生活體驗，行動力一百分的身體力行者，而且也是一位個性端正、充滿正能量的老師。

本人從事快速記憶及數字易經教學，已有 20 幾年了。長期站立授課，導致腰尾椎部位長期痠痛，經年累月壓擠影響下，經常疼痛不堪。又 Leo 老師長期研究臨床狀況，以他的「缽。聲灸」對我的腰部施做了 5 分鐘的頌缽療育後，竟收奇效——隔天起床腰尾椎疼痛部位竟緩解甚多。今逢 Leo 老

師出書，將其 10 年的「缽。聲灸」之原理及操作方式，公開出書，欲嘉惠更多有緣十方眾生。拜讀此書後，甚為敬佩其學養、涵養，及其將理論結合於應用法門之無私利益眾生之心，希望透過此書，能幫助更多身體不適之讀者，讓他們能早日脫離身體之痛。

「缽。聲灸」此名稱恰如其分的闡述了，透過缽之聲音的厚度及穿透性，移動水分至身體之不適處，緩解其不適感及疼痛，此名稱亦堪稱有深度及厚度，而此「聲灸」更以非入侵的方式，藉由聲音介質為途的創新方式，深入五臟六腑，奇經八脈而收奇效，實為神奇。

（金氏世界紀錄快速記憶保持人／亞洲數字易經鼻祖、亞洲易學之父／「數字易經」、「快速記憶」課程創辦人）

只要人到得了的地方，
就有聲灸療育與愛的力量可及

2020 年應該是讓全世界相當難忘的一年，全人類一起面對由 COVID-19 病毒引發的不安，一起協力守住防線，而許多人對事物輕重緩急的觀點也或多或少有些調整。正因為這樣的一年，原本在越南經商就學的我們全家四口，便暫時留在台灣。

與 LEO 老師遇見「聲灸」的緣份

而就在這期間，妙善因緣下恰好有機會接觸到作者 Leo 老師，原以為艱深的「聲灸」必需要搭配一定的腦部記憶體才能學得會的知識技法，經 Leo

老師透過有系統的解說並分享實例個案、現場實作比對，讓頌缽與聲灸，翩然的進入到我們的生活裡，不僅改善自己與先生的背痛問題，還有姊姊的睡眠問題，更意外的是兩個就讀小學的兒子一寫完作業竟可以很快躺平就寢（因為他們也很享受讓媽媽敲一敲，而媽媽做居家療育頌缽是每日限時的）。

因為真心感動，便時而與身邊的親友分享在頌缽聲灸領域中領受到的美好。透過「聲灸」，不論是外顯或內化方面，都意外的觸動許多的身體部位與心靈一起同振共鳴，看到改變，再結合很簡單的「健康四件事」等觀念習慣的建立，讓我們可以用「自育自癒」的力量，不甚費力的養護與關愛「自己」與他人，看似簡單，但其真實意之中，也成為

一種辯證與運用科學，是一種生活態度與美學，並蘊含了人生與養生的哲學。

以「水」做為介質把「我」帶回

「成就不在於物質高低，而是你回到以前的地方把無助的自己帶回來。」

——尊勝第十六世大寶法王讓炯日佩多傑

作者在書的一開始就引用這一段話，短短一行字，不曾想竟引起我內心的悸動，似乎啟動了什麼按鈕，一股力量直達心裡，感覺身體裡面的那個自己，以「水」做為介質呈現，從胸口湧上，在淚腺與眼裡激出漣漪，與那個有點飄忽的「我」接上線了。有半晌，能感受到眼眶裡有淚水滿溢，醞釀湧現，真真實實給予回應。

或許是這一年變化太大，心緒有些紊亂，也許最近剛好很想念在天上的母親，更心繫著年邁的父親身體是否康健；也許是像靜下心閉上眼，做頂缽時那般任身體內的組成分子隨之震動，等待整隊歸位時的聲波回音……，隨著文字與寓意的力量，身體也從同頻盪漾，再逐漸趨於平靜，在穩定下來的過程中感受與天地間的連結。

　人總有需要與渴望被「帶回來」的時候，尤其是在身心疲憊時，那麼，您／你的方法與管道是什麼呢？

體內水分循環不淤塞，才是保健養生之道

　「流水不腐，戶樞不蠹，動也。形氣亦然。形不動則精不流，精不流則氣鬱。」——《呂氏春秋》

現下功利社會裡，大多數的人，價值觀傾向形於外事物的「得」、「要」、「取」，但有時拿得太多，反而無力負荷；吃得太多太精緻，常常忘記了那一碗溫順清粥是身體每天早上最簡單的想望；要得太多，過度摧殘身體，而忘了適當的熱度與睡眠對身體的代謝與再生機制是重要的催化。

雖常聽說「女人是水做的」，其實不只女人是水做的，萬物生靈也都是水做的，而這些水分，是重要的載體，只要充足流動，循環不淤塞，帶著良善正面的能量與愛穿梭細胞傳遞，並洩棄多餘的身體與心理面的負擔，就更能讓美好的事物進入，以此建置內在身心的主體基石，這就是保健養生。

你好不好？身體知道，身體裡的水都知道。

向自然啟動身心療育的力量

舉凡文字、聲音、藝術、音樂、光影、熱能、水流、雲海、山嵐、樹木、花草、泥土、空氣、食物、情感⋯⋯，其實身心療育的力量一直都在我們身邊，無論我們在哪。

而我們身上也配置了接收器，只要開啟身體的接收器，自然就能慢慢搜尋，產生連線。用身體感受天地間的聲音與振頻、用手腳摸觸感受泥土與植物、用口鼻調息感受空氣與溫度、用眼睛顧盼感受繽紛世界、用心感受接收與傳達分享各種美好的訊息與支持。

祈願「聲灸的療育力量終能流動遍佈四海」

而有邏輯經得起辯證的「聲灸」，是我所選擇並相當推薦的，其知識技法固有相當的深度廣度，但卻可以彈性的化繁為簡，相當親切，簡單學容易理解，讓每個人都可以很快上手進行操作運用。除了幫助自己，也可以讓更多人──不分男女老幼、無論身體狀態如何，在非侵入、無疼痛、不後悔的狀態下，透過願力與聲音的結合，讓身體啟用專屬的編碼傳送並回應頌缽聲頻，與內在自然流動，達到療育與增進生活品質。

如同作者 Leo 老師所期盼的「願缽聲，遍見十方」，我也由衷祈願「聲灸的療育力量終能流動遍佈四海」，無論在何處，只要人到得了的地方就有聲灸療育與愛的力量可及，不受環境條件或語言的

限制，讓人人都做得到、感受得到！

是否您／你也（曾經）覺得自己的心跟身體好似陷入一種無形的漩渦裡？

不妨試試「聲灸」，相信您／你的身體會告訴你，他／她好不好？他／她是否越來越好。

祝福我們都身心安康，讓更多人也能一起因「聲灸」變得更好！！（雙手合十祝福）

許香婷 Hứa Tú Đình
（越南全國母嬰照顧連鎖事業──母嬰世界董事／
世界華人工商婦女企管協會越南分會理事暨副祕書長／
Pink Ribbon Co.,（Vietnam） CEO）

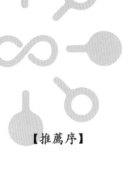

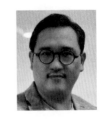

安全無副作用！無宗教信仰加持！
是一門很客觀寶貴的知識

好友 Leo 楊裕仲老師，長年推廣的「聲灸療育系統」，我也與老師學習過，感覺受益良多，目前老師集結經驗、操作手法於一書中，相信對於有興趣學習與想認識聲灸的朋友們，會是一本很棒的入門書籍。

藉由本書的平台分享，亦希望大力的推廣中醫的「吹風機療法」，與我研發的「136 超級米漿粥」，我與老師的期望相同，期望可以讓更多人「不藥而癒」的恢復健康，改善生活。

「聲灸療育系統」是透過缽的震動原理產生聲波，藉由聲波產生人體的變化，安全無副作用！無宗教信仰加持！是門很客觀寶貴的臨床知識。

更多的資訊需要在書中來詳細介紹，應當讓臨床上更豐富瞭解的楊裕仲老師來說明，我很樂意推薦。

徐三翰 **中醫師**
（廣州中醫藥大學中醫碩士／中國國家中醫師考試的中醫生活家／中國國家考試
心理諮詢師／台灣中醫生活家／搏擊詠春教練）

輕鬆學養生，簡單得幸福

每當敲起頌缽 「嗡……」的聲音不絕於耳，就會想起裕仲兄發大願，帶領我們進入這個聲療的殿堂。而拜讀裕仲兄的大作《缽・「聲灸」療育的藝術》後，更立即感受到那強大的願力——「無私分享、平凡中蘊育大智慧」。

善用聲灸於養生和自療

裕仲兄，將全書分為養生和自療兩大部分：

養生：中醫養生之道首重腸與胃的養護，透過簡單的「喝水」、「吹風機」、「睡覺」、「喝粥」這四項方法，就令我拍案叫絕、感到妙用無窮，簡

單平凡的「喝水」、「吹風機」、「睡覺」、「喝粥」中蘊藏大智慧啊！真是「輕鬆學養生，簡單得幸福」。

自療：疾病本質上分為病灶及病氣兩部分，這心是一體兩面存在的，也就是說病灶治好了，病氣也就通順了。相同的道理，把病氣理順了，病灶也就恢復正常無病的狀態。

精闢的頌缽教學實作驗證

目前西方醫學僅對大多數的急症具有治療效果，對於慢症則多數是採取止痛緩解的拖延戰術，無法根治。

常見的慢症，像是筋膜發炎、內分泌疾病（如糖尿病、高血壓）或神經性疾病（如偏頭痛、板機指、

神經沾黏），上大醫院看病，醫生只能親切教你養成按時服藥的習慣，反正不會致命，等年紀大了自然就好（習慣）了，你就會習慣那吃藥止痛和不健康的身體和平相處。

本書後段精闢的頌缽教學，用心至極，無私的一筆一劃把他教學多年的心得奉獻給各位，教大家用頌缽的聲音能量，把各種疾病的病氣給理順了，病氣理順了病灶自然也就復原了。

裕仲兄用頌缽以具有能量的音波深入體內恢復神經的活動，並列舉多項西醫不治之症（無法解決），靈巧的運用頌缽能量快速改善，找回健康的案例。

期待各位讀者好好品味享用，找回您的真健康，
一併感應這諸佛菩薩的妙智慧。

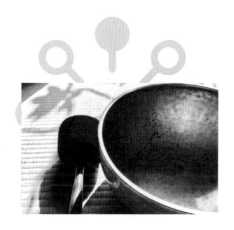

陳讚木

（中華數位貨幣協會理事長／財團法人資訊工業策進會技術總監）

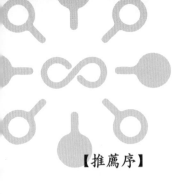
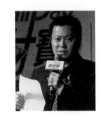

摒棄宗教色彩的科學保健之道

　　Leo 摒棄宗教色彩，非常科學的以「缽」當介質來傳遞能量，並利用生活中唾手可得之的「多喝水」、「吹風機」、「睡覺」、「喝粥」來養生，實為現代忙碌人最容易持之以恆的簡便保健之道。

林一泓

（歐付寶投資控股集團創辦人暨董事長／歐買尬數位科技／綠界科技／
藍天資安科技／歐付寶金融科技）

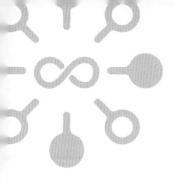

籲智慧於日常才是真落實

看見多年朋友的轉變與閱歷,猶記得認識裕仲的時候,他本就是多家金控出來的專業經理人,當時他的專業是在金融理財、租稅上面。10年前曾經出了一本《以房養老富三代》的財稅叢書,在多年前政府還未推廣以房養老政策之時,引領了幾年風潮。原以為他會在財經圈繼續打滾一輩子,沒想到經過多年的歷練,也經過了其他的學習奇遇,這麼多年下來,聽他時常出國義工、教學,沒想到有了新的體驗之後,如今他又出了一本書叫做《「缽。聲灸」療育的藝術》。

本人從事會計師職務多年,主要的專長在財稅及

會計等方面，在了解老友多年經驗沈澱後的知識，看完裡面內容發現，很多的養生道理確實如同本書所說的一樣，籲智慧於日常才是真落實，例如提到要多喝水、吹風機，還有睡眠時間與內臟休息運行的時間要配合，這些也都值得大家去參考。

至於「聲音」這項書中所提出的物理介質，姑且不論其需要的經驗積累，因人而異需要多久時間體驗，就其沒有侵入性、沒有後遺症的特性，就真的值得有體驗過的人，自己去細細感受。

僅此推薦大家藉瞭解一項新知識，去讀去買來參考，豐富生活。

陳柏華
（敦偉聯合會計師事務所主持會計師／台灣產業合作發展協會理事長）

佩服！Leo 老師從無到有創立新學派「聲灸 (Sound-Penetrate)」

Leo 老師融合東西方的醫學知識，多方驗證以聲音獨有的穿透、方向、重量、厚度及非侵入的特性，結合西醫對病理的深究及中醫自然調和的講究，開闢新徑創出「聲灸」之道，這是醫者之心、病者福音的最佳體現。

書中關鍵之一：健康四件事，你我都必須執行──喝水、睡覺、吹風機與喝粥，透過 Leo 老師書中詳述原理與應用方法後，已成為自然保健的四大聖品，絕對值得仔細閱讀。謝謝 Leo 老師，

光這四樣就已造福許許多多人，包含我也有許多獲益。

本書中細細描述各種病症的實績，老師勇於面對這世代文明病如眼疾、關節、沾黏、失眠、紅斑性狼瘡的嚴苛挑戰，已有相當多的見證，書中精彩細節值得深究，甚至期待更多的體驗。

要為 Leo 老師向上帝禱告，讓「聲灸之道」成為大眾之福，幫助更多人脫離亞健康、遠離病痛，讓老師的醫者心腸被上帝大大使用，阿門。

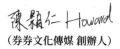

（券券文化傳媒 創辦人）

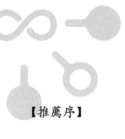
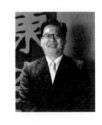

透過最淺顯的道理、最方便的法門來調整生活步伐

佛家說：「每次的照面都是前世修來的福份，五百年前的回眸，換來今生的相遇。千年前的修行，才有著今世的攜手。」

裕仲，是多年前在韓國首爾，參加扶輪社全球年會時結識的。素昧平生的我們，就在飯店前的燒烤攤，幾近零度的寒風中，促膝長談直到深夜，也就從此結下了不解之緣。雖然，之後我們都陸續地離開扶輪社，卻又在一次次因緣殊勝的機會中，重新聚首。或許，是我們身上還肩負著共同未完成的使命吧！

多年不見的裕仲，在佛學以及人生的閱歷，果然

精進不少。讓我這個承仲老哥，雖然為之汗顏，卻也頗感欣慰！今天志忐地為他的著作寫序，其實以我個人的人生歷練，實在是不敢置喙，很榮幸有這個機會，跟各位讀著分享個人生活心得及體驗吧！

以缽為本的共頻療育，撫慰人類的身心靈

金剛經首頁有云：「如是我聞，一時佛在舍衛國祇樹給孤獨園。……爾時世尊食時。著衣持缽。入舍衛大城乞食。……飯食訖。收衣缽。洗足已。敷座而坐……」。缽，本身就在古代人類的生活中，便是非常重要的生活器皿；特別是對古代的修行者而言，在求道的過程中，更是扮演者不可或缺的要素。

中空卻沈甸的缽，表面上空無一物，藉由持缽者的運用，卻能累積而產生巨大且厚實的能量。就如同每位求道者，必先明心見性，重新歸零；在生活

中體認、驗證菩薩道。其實，道就在方寸之間，在呼吸之中，在我們的日常生活裡。正所謂：「直指人心，見性成佛」；每個人都是活菩薩，人人皆可成佛。

另外，缽本身，就是個很好的介質，然而，古調雖自愛，今人多不彈。幸賴裕仲在經歷過印度菩提迦耶參加藏傳「世界祈願法會」擔任義工等經歷，能以缽為本，透過聲音與水的共振與傳導，再深入人體的奇經八脈，與所有的器官達成共頻的境界，足以充分的撫慰療育人類的身、心、靈。

身心靈全方位的療育與保健

此外，他除了推廣「聲音的辯證與應用」，同時也長年推廣健康四件事：「喝水、吹風機、睡覺、喝粥」，其原理恰巧符合了中醫的「補、洩、造血、

解毒」等四件在人體最重要的元素養分。

　藉由此書的發表，讓忙碌汲營的現代人，能在日常生活中的過程中，透過最淺顯的道理，最方便的法門，來調整生活的步伐，做身心靈全方位的療育與保健，在完成了自我實現的目標之後，裕仲進行所謂超我、利益眾生的服務，實在是菩薩道身體力行的真實體現，也希望讀者們終能了解，萬物靜觀皆自得，落花水面皆文章的真正意涵，凡事隨緣出，隨緣入，心隨境轉，那也就無入而不自得了啊！

李承仲

（台北城大飯店董事長／前遠東航空總經理／前柬埔寨航空總經理）

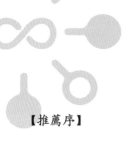

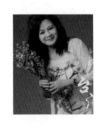

「聲音」被認為是新時代的一種自然療法！

　　未來的世界是能量引領的世界，除了現代人積極探索的意識能量外，「聲音」大概是人間最直觀、也最容易被體驗的能量屬性了。在探尋心靈成長與身心健康平衡的過程裡，不難發現一首音樂往往就能幫助我們帶著「身與心」走在一起，無論是跟著引吭高唱，或是勾起回憶的泛泛淚光，這樣的自己通常既輕鬆又自在，「聲音」就是這麼有趣的能量。

　　而本書中的「聲灸」也將帶領你貫穿古往今來，情繫著地球與星空，帶著你的身與心再次走在一起！

水為聲音介質傳達人類深層的放鬆狀態

「聲音」被認為是新時代的一種自然療法！古希臘人曾經記載使用音樂治療人們精神上的症病，在文明的發展過程中，聲音也被使用於幫助人們更快地工作、發揮影響力以及提振士氣。

在古老的薩滿療法中，使用笛、鼓、鈴鼓並伴隨吟唱，幫助人們重新與自然力量連結恢復健康。來自喜馬拉雅藏區的銅缽，本身就帶有天然的音頻振動，振動對於身心的和諧特別有用，因為成年人體內的水分占比達 75%，水是聲音振動的重要媒介，當振動通過人體傳播時，會促進血液循環、能量流動和恢復活力。同時，聲音的頻率與腦電波同步時，還能達到深層的放鬆狀態，有助於恢復細胞的正常振動頻率。

開創「聲灸」的臨床應用及養生之道

　　Leo 所推動的「聲灸療育」，則是更進一步地將銅缽的音頻振動結合黃帝內經的經絡運行，在傳統的醫學基礎上，疊加創新的元素，開創「聲灸」的臨床應用，不僅有助放鬆身心，還能舒緩生理上的不適症狀。

　　「聲灸」更是符合未來靈性生活的養生之道，養生需要養德行、養性情、調陰陽、和氣血、順自然、謹五味、強體魄，回歸簡單的生活方式，順應自然之道的智慧，才是真正愛自己的生活方式。聲灸的推廣，在人心浮躁的後疫情時代，將為現代人的身心健康做出實質的貢獻。

傳統是創新的基石，是人類文明積澱的智慧精髓，發揮傳統與創新齊觀的精神，用於健康四件事的推廣，以縱古觀今的創造力，推動新時代的養生教育，才是更符合未來世界人類所需的生命的延續與創新。最後，誠摯祝福 Leo 編撰《「缽。聲灸」療育的藝術》傳播新知，嘉惠世人。

汪筱玲 **老師**
（CGC 全球聯合意識總部創辦人）

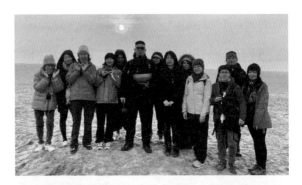

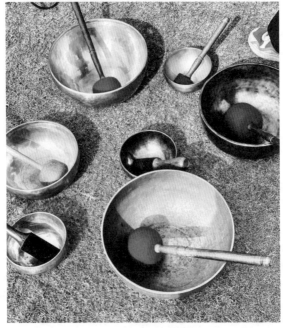

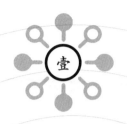

壹

當「願力」遇見「聲音」的力量
──「聲灸（Sound-Penetrate）」

在中醫、西醫的邏輯裡，

人體是藉由「水分」組成的概念，

進而達到身體五臟六腑間所需的流動與平衡。

但你知道各個主要器官的含水比例和功能嗎？

到底「聲音」與「水」之間

有什麼能夠被激起而形塑出的客觀規律？

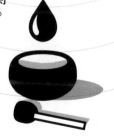

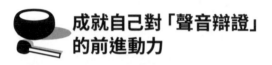

成就自己對「聲音辯證」的前進動力

或許是因為長年身為經理人的關係，在腦袋思維當中，總是願意採取開放的態度，即便不反對各種各類各式各樣的知識，但在對於「療育」、「聲音」與「各種信仰」的形容方式與感受上，總覺得應該還有什麼理論，是可以被實驗提出而且更中立的邏輯系統才是。因為我認同科學中已經驗證的「量子理論」，其所組成的世界與天地萬物，形塑而成的「量子不滅定律」存在性，但總覺得，應該還會有「更客觀」、「更直觀」、「更中立」的方式可以將心中的聲音刻劃出來才是啊！

一直以來，在自己內心中不斷的探索著，究竟存在於細胞記憶的聲音裡，到底是所為何來？如果當

破掉所有各種揚升、修行、宗教的框架時，讓我們回到聲音緣起最純粹的那一剎那時，它或許，就是隨順下的「拈花微笑」吧！

當年佛說「八萬四千法門」，並非要後人原樣不動的照本宣科複製才會實現，而是希望透由觸類旁通的引導與覺受，讓每個人都能找到專屬於自己的「第八萬四千零一」啊！那才是獨一無二、又富有感染力的歷程，也因為原本在腦中一直不斷重播的片段，讓我不斷的想印證「量子不滅」的關係。於是在 2012 那年，當我第一次踏上印度的土地後，面對累世的上師──尊勝第十七世大寶法王噶瑪巴・鄔金欽列多傑（Ogyen Trinley Dorje），得到了答案與應證。

或許，是因「不泥著而見真」吧！雖然過往已經

有許多數不清的發表在對「聲音」做闡述了，然而，為了探索心中一直長年腦海中不斷看到的規律、律動，以及種種的可能性，直到確信能驗證到讓自己相信無疑，這段思辨的過程，也因此成就了我「辯證」前進的動力。

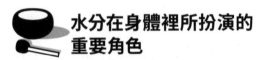

水分在身體裡所扮演的重要角色

在中醫、西醫的邏輯裡，都不約而同的從「流動」的角度談起，不論是西醫的新陳代謝，或是中醫的經絡循環洩補之間，其實都是敘述著人體是藉由「水分」組成的概念，進而達到身體五臟六腑間所需的流動與平衡。

水分既然為人體重要的成分，就不難想像在以現

代生物學的角度、組成比例來詮釋了，水在人體中，約占占人體總體重的 70％左右，人體如果喪失 10％水分時即會感到不適，而喪失 20～25％時就會對生命帶來危險，例如說：新生兒在其身體中就有約占 80％的水分，成年男性則約占 60％，成年女性約占 50％％左右。而水分在人體中主要是用來幫助人體正常的運作，像是構成血液血漿、構成消化液、幫助營養素的吸收、氧氣運送、調節體溫、排泄廢物、參與體內新陳代謝及維持心血管系統循環等作用，而「水」就是人體中重要的丟垃圾運運輸工具，這也之所以《黃帝內經》中，會首推「水」為「萬藥之王」的原理了。

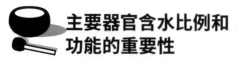主要器官含水比例和功能的重要性

但你知道各個主要器官的含水比例和功能嗎？人體的水分為何如此重要，且為調整身體不可或缺的重要載具呢？

例如說，含水量最多的器官並不是皮膚，而是「腦脊髓液」，含水比例99％，腦脊髓液大部分是由水組成的，可以保護腦部和脊髓承受外力作用，並提供浮力減輕大腦底部壓力，擔任運送養分和荷爾蒙，以及排除廢物的新陳代謝功能。

另外，還有「眼球」，含水比例99％，眼球也是人體含水比例最高的器官之一，內部的水晶體、玻璃體和房水等3大眼睛結構，幾乎都是由水組成的，具有運送營養及維持眼內壓力的作用。

又或者是「淋巴結」的含水比例就高達94％，淋巴結中的水分，大多都是淋巴液。淋巴液約占體重的1～3％，成分和血漿有點相似，但不含紅血球及血小板，淋巴液中含有水、蛋白質、細胞殘渣和病原體等，經過淋巴結後會被過濾和清除掉病原體、排除毒素。

諸如其他身體器官：「腎臟」含水比例83％，腎臟的功能是維持身體上水分的平衡、「血液」含水比例83％，血液中的水分子負責運輸，使毛細孔上和組織外在環境進行物質交換。「脾臟」含水比例76％：脾臟主要負責造血細胞代謝，有豐富的造血組織和細胞。「心臟」含水比例79％，心臟中的水平衡能夠維持心跳穩定：換句話說，若人體缺水的話，會使心跳比平常更快，使人產生心悸

的問題。「胃腸」含水比例 75％，許多胃腸道的消化液主要就是由水分所組成，像是胃酸、腸液，如果缺乏水分會使這些消化液分泌不足導致消化不良。「大腦」含水比例 75％，許多研究結果發現，水含量會影響大腦的認知功能和情緒，若體內缺水時，注意力、記憶力、反應速度以及正向情緒都會下降，而補充水分後，視覺注意力、短期記憶力會進步，也會感到情緒上明顯比較快樂。

「軟骨組織」含水比例 70％，關節被軟骨包覆，由於軟骨中含有大量水分，因此關節在活動時能夠減少摩擦，並吸收震動。但是當身體乾燥時，關節內軟骨接觸部分就會嚴重磨損。「肝臟」含水比例 68％，肝臟需要水分才能分解肝醣，儲存能量，因此缺水時就會缺乏能量，想要吃東西，特別

是甜食，這也是身體發出「需要肝醣」的訊號。

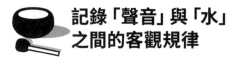 記錄「聲音」與「水」之間的客觀規律

以上就不難想像，如果能夠有一項有效的「介質」，來適當的控制「水分」流動與代謝的話，會是多麼的有趣且富有震撼力的一件可能性啊！

既然如此，除了自己長久以來對聲音的敏感聽覺外，當年就曾試著拿起孩子的玩具丟進水裡，就是想觀察看看：到底「聲音」與「水」之間，能夠有什麼被激起而形塑出的客觀規律，能夠被量化影響過程中值得記錄下來被關注呢？

我將塑膠珠珠放在水面上做實驗的測試，卻在無意中，奠定了我之後多年下來，透由這 2 套的核心

理論價值實驗課程，成為了未來放入在各種實驗與教學、義工義診、臨床應用、數據分析時的重大基石。

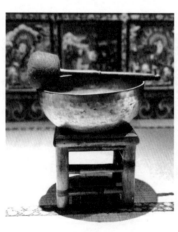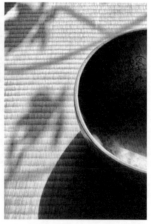

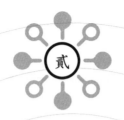

基石。水盆實驗課程

「聲音」是能有重量、方向、厚度為基礎指標的方式控制產生嗎？

有什麼方法可以驗證呢？

用「缽。聲灸」又怎麼讓人們在最自然的情況下，

達到自身循環代謝正常的生活，

讓「無毒人生」不再是遙不可及的夢想？

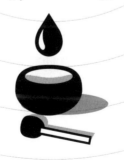

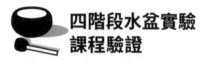

四階段水盆實驗
課程驗證

其一，「水盆實驗課程」，主要在證明人體水分與聲音的必然關係率，能精準並量化的操作聲音所呈現，驗證「聲音」是能有重量、方向、厚度為基礎指標的方式控制產生，如同血液循環般，因為人人都不是超人、我們都無法透視，只能透由就醫時，醫生的聽診器來了解身體體況、口述形容所得到概率。

當年我想，如果在水面上滴一滴浮水印顏料，用手上的「缽」也就是「聲音」，能夠精準得「移動它」或「打散它」的話，是不是恰恰的就證明了「聲音」與「水分」在引導流動發生時的必然關係呢？

就像是打電動闖關一般，進到第二階段關卡難度

逐步提升，試想，在透明水盆的水面上放一顆塑膠小珠珠（當年其實是好奇，拿孩子們玩串珠遊戲的小珠珠，無意中丟進水盆做實驗），用手上的「缽」也就是「聲音」，當能夠精準得移動它往指定的方向移動時，這讓我有趣的聯想到，是不是如同每每在中西醫口中聽到的「血液循環」、「氣血」一樣呢？直接而有效的，也能夠被精準的引導流動而被發生呢？

實驗關卡難度當然還要再調高，第三階段，將塑膠小珠珠變大顆，加大物體在水面上阻力，如同人的身體般，在長期生活不正常時，體內血管中的血液已經濃得像珍珠奶茶，也就如同充滿雜質髒污一般，不但量少濃稠而流速緩慢，甚至容易堵塞形成疾病。

例如：一般現代人最輕微的身體徵兆，一旦過累後，就幾乎人人都有落枕的經驗，可想見如果當身體長期失衡，各部位的沾粘如五十肩、媽媽手、媽媽肘、板機指、電腦手、電腦肘、靜脈曲張、冠狀動脈粥狀化、因為放射線治療造成的沾黏……等等，發生的頻繁性就不在話下，如果增加阻力的大小難度，就像是身體面臨的各種堵塞、沾黏，甚至纖維化般，以浮力與塑膠珠珠間的關係測試阻力，當塑膠的大顆珠珠依然能夠精準得移動它到指定的方向移動時，是否同理可證「聲音」這項「極佳介質」能夠應用的層面上，也能讓難纏的病症減輕症狀、大幅改善生活質量，甚至不藥而癒呢？

　　最後，當在透明水盆上，包覆上一層透明保鮮膜，如果照樣能夠移動保鮮膜下，在水面上的浮水

印顏料、塑膠珠珠時，不但客觀的證明了「聲音」所具有的強大透力，確實是能夠精準、量化的被操作，就如同人的身體隔著衣服、透著皮膚一般，而聲音照樣能夠透由強大滲透力的特性被發生。

這將會大大的輕易改善所有有緣接觸到「缽。聲灸」人們的生活質量，顯著的在沒有侵入性、沒有後遺症、身體適應度最高、最自然的情況下讓身體進步，進而達到自身循環代謝不藥而癒的生活，讓「無毒人生」不再是遙不可及的夢想。

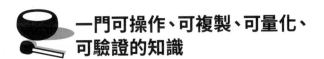

一門可操作、可複製、可量化、可驗證的知識

許多學中西醫的學生、朋友們，在早年剛開始接觸聲音的時候，常常會有疑問上來詢問我說：「老

師，我們都很認同你所說聲音有的獨特強大滲透力，也能夠相信，就如老師說的，聲音是有重量、有方向、有厚度的，並且能夠在沒有侵入性、沒有後遺症、身體適應度最高、最自然的情況下恢復健康，但是畢竟『聲音』本身看不見、摸不到，是真的每一個人都能夠學習使用操作嗎？還是，又是少數人擬神化後誇大其詞的產物呢？畢竟像我們學中西醫，都最少經過 8～10 年的學習才能出來執業，運用中醫的針灸，從我們以前的老師教我們認識穴位、背經絡、了解反射神經、病理的結構、到運用針灸，用多長的針、進入多深的地方、針刺入後有無抗力、有什麼體徵、接下來會有什麼反應，這叫做『知識是可操作、可複製、可量化、可驗證的』，所以五千年的醫藥關係可說一門豐富積累下的『統

計學』，但是『聲音』呢？也是一樣能夠被有效的學習知識後，是可以被操作、可複製、可量化、可驗證的嗎？」

是的！答案是肯定的！當我這一個經理人如此理智腦袋的個性，早已習慣數據、驗證、操作的系統化初步判斷習慣，就像談投資、管理一般，總不可能有誰可以接受投資報告是形容「好像會漲」、「可能會賠」！但是卻不明就裡吧！

相信許多大眾與我有緣的友人也是和我一樣，都是希望「知識」是能夠被驗證操作的，而不是一昧的鄉愿而相信。於是，我帶著進階的學生們，接著上了另一堂驚艷的「方向速度實驗課程」。

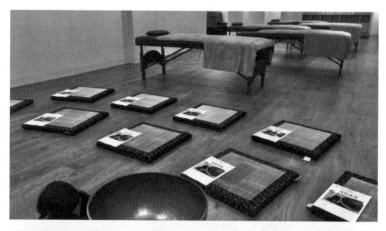

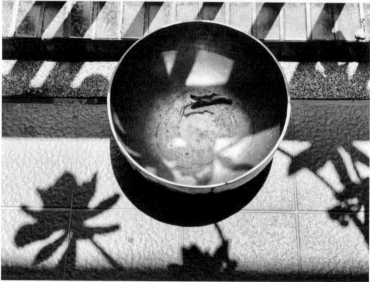

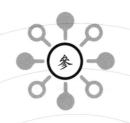

基石。聲音的方向速度實驗課程

「聲音」是一個非常好而客觀的「介質」，能夠在沒有侵入性、沒有後遺症的情況下，發揮立竿見影的效果。

但學會控制「聲音」的「厚度」後，有什麼可以應用在生活當中的呢？

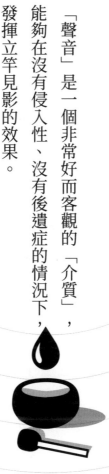

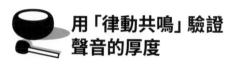

用「律動共鳴」驗證
聲音的厚度

在「方向速度實驗課程」課堂上，一上課，我發給每一位學生一張硬紙板，教大家將硬紙板折成「立體三角柱」並粘好，選一邊椎體立面，每一公分切一道小刀口，接著將手中的紙張剪裁成一條一條的，男生一條10公分、女生一條12～15公分。男女紙張會不同，是因為女生力氣普遍較小，因此課程設計，讓女生在練習時也能便於操作學習，條狀便條紙會剪裁較長一些。然後將剪裁好的便條紙插在立體三角柱上已切好的小刀口上，整齊的粘好、並排成一排。

接著，將便條紙的同一邊沾上一點點的膠水，運用我所教的「聲音控制方法。缽」，在一定的震動

頻率次數內的敲擊缽緣（也就是科學上談的「律動共鳴」），看看便條紙在有限的震動頻率內能夠黏住幾張？就代表聲音穩定度的「厚度」有多遠！

　　課堂教學分享上，就是希望讓學生以客觀、科學、能複製、能重複操作練習的學習方式，達到「聲音」、「辯證」與「應用」的量化練習效果。

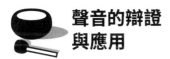

聲音的辯證與應用

　　看到這裡，大家心中會想——學會控制「聲音」的「厚度」後，有什麼可以應用在生活當中的呢？或有什麼可以類比的方式呢？答案是有的，例如說：「乾眼症、眼睛有黑影飛蚊症、眼壓高充滿血絲、眼睛酸脹疼痛，都是眼部血液循環不佳的典型延伸症狀。」

西醫的治療策略，常使用藥散瞳劑、人工淚液等……，大家都知道是治標不治本，根本上與生活作息息息相關，身體除了會發生長期依賴性外，仍舊無法根治而有效優化生活品質。

　　中醫除了用藥行氣活血外，常針灸至眼尾，利用針刺睛明、攢竹、絲竹空、四白、光明穴等穴位，快速達到放鬆眼球睫狀肌，刺激淚液分泌，可有效改善乾眼，進而透由穴位反射刺激眼球底部蝶骨，促進眼部週遭、眼球血液循環，如此需要往來數次才得見效果。

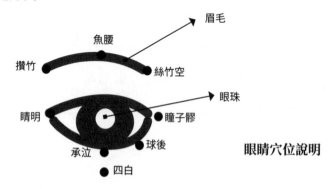

眉毛
魚腰
攢竹　絲竹空
眼珠
睛明　瞳子髎
承泣　球後
四白

眼睛穴位說明

而「聲音」呢？我一直長年推廣「聲音」的「辯證」與「應用」的原因，就是因為「聲音」本來就是客觀的「物理現象」，與我們花時間去了解 中醫、西醫、脊椎整復、徒手療育、反射神經、顱薦椎療法 (註3)、滑罐拔罐、美式物理治療等「介質」相同原理。

「聲音」本來就是一個非常好而客觀的「介質」，能夠在沒有侵入性、沒有後遺症的情況下，發揮立竿見影的效果，卻沒有「吃了藥吐不出來、動了手術後無法後悔、有錢難買好健康的問題」。

＊註3：顱薦椎技術療法（Craniosacral Therapy，CST），又稱顱薦筋膜術，一個有科學基礎的輔助型調理法，透過與內在智慧（內在醫師）的對話，配合整體評估，傾聽顱薦律動，了解身體真正需求，追求身心靈的平衡。

在臨床上，運用「聲音」的作法，可將吸缽器吸附在「缽」內正中央後，用懸缽 (註4) 方式斜45度，以手把控制，並間隔約二指幅的距離，將臉約略分成五等分，每一等份距離斜45度側角敲擊缽緣，讓聲波精準的透由反射角度進入眼球的各個位置，進以活化眼球血液循環與刺激眼球底下蝶骨，達到指定位置血液循環的效果，如此施做，3至5分鐘即可讓眼睛收效緩解，或是站立以反戴缽在頭頂，敲缽位於自己眼球處的位置，聲線往體內吸收會透由缽的形狀，反射狀刺激眼球處，如此數分鐘亦能達到緩解效果。

＊註4：「懸缽」的方式，首重手部肌肉持缽時的穩定度，與聲音進出位置的精準度，如未能穩定控制身體肌肉與聲音的協調度，為了安全起見，請在操作時務必謹慎。

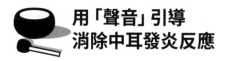

用「聲音」引導
消除中耳發炎反應

一般人將作息長期不正常視為正常的生活中，因耳朵發炎所造成的耳鳴是常見現象，再更嚴重的症狀，會產生耳水不平衡，進而讓人失去平衡感無法站立，好發的狀況除了生活作息已長期不正常外，若再加上乘坐航空工具時，飛機起落所照成的大氣壓力、時差，讓顱內腦壓不平衡，結果往往讓中耳內耳發炎。

此類特殊臨床個案，是我在美國紐約義工義診時正巧遇見，當時是一位義工師姐提早一週多的時間先到美國，一落地後就開始發生症狀，因頭部的劇烈暈眩感以致無法站立只能臥床，在美國友人的幫忙下，分別帶個案去看了中西醫就診，都無法緩解

症狀，中西醫師們只是吩咐著要吃藥、臥床、好好休息等。

於是，西醫，開消炎藥、建議臥床、好好休息，至於什麼時候會好？不知道！

中醫也是行針、服消炎水藥、建議好好休息、臥床，至於什麼時候會好？也不知道！

如此持續了一週多，直到我抵達美國，剛好看到臨床此症狀，便用「聲音控制方法。缽」調整個案患部腦壓就解除了。

或許很多人對於「聲音」能夠有效做到什麼程度呢？事實上，「聲音」在運用嫻熟並操作細緻得當時，就好似有如調鋼琴的調音師一般，以這個臨床個案，我僅是使用「聲音」來調整患者患部腦壓，

讓身體迅速的恢復壓力平衡外，另將聲音反彈顯示出來的中耳至內耳發炎處，使其透由「聲音」的引導將發炎處迅速代謝循環至末梢，讓發炎反應加速消除，如此施做數分鐘，腦壓恢復與末梢發炎處消炎解除了，患者當然就立即能緩解下床了。

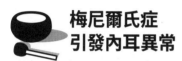 梅尼爾氏症 引發內耳異常

曾經，我的一位學生在遇見我前，已經單耳耳鳴近 30 多年，這位學生本身也是從事於健康醫管事業的專業人才，早年從知名醫院腫瘤科一路執業至今，據聞是年輕時的一場車禍，讓內耳受損進而得到了「梅尼爾氏症候群」。

「梅尼爾氏症（Menieres disease）」是一種內耳（inner ear）的異常，導致患者的平衡出現

問題，產生嚴重的眩暈症狀，並伴隨著耳鳴，以及一定程度的聽力障礙。梅尼爾氏症的名稱來自法國的醫師梅尼爾（Prosper Ménière），他在 1861 年首次提出這個疾病，並認為這個疾病跟耳朵的內淋巴水腫有關。但為什麼內耳的淋巴出問題，會導致眩暈呢？

其實，人要維持平衡，除了視覺與本體的感覺外，內耳的前庭系統扮演著重要的角色。人只要轉頭或移動，內耳前庭系統的淋巴也會跟著流動，讓耳石也跟著移動，內耳中的毛細胞纖毛也因此產生移動，就會發送出訊號，告訴大腦說身體現在正在移動了。

醫學家懷疑，有可能是內耳的淋巴分泌過多，或者是回收太慢，又或者是循環不好，導致了內耳淋

巴液過多，也就是內淋巴水腫。這個壓力的改變，就影響了前庭系統，無法發揮正常的平衡功能。

但梅尼爾氏症確切的成因，目前科學上還沒有明確的答案。患有梅尼爾氏症的人到底有多少？目前因為診斷的標準不夠明確，因此統計的數據差異很大。不過就臨床上的觀察，有這個疾病的人還不少，甚至有醫師回顧了知名畫家梵谷死前的數百封書信往來，提到的一些症狀描述，因此高度懷疑梵谷其實也是梅尼爾氏症患者，甚至有人懷疑他的畫作風格以及後來割掉耳朵的舉動跟疾病有關，然事隔上百年，要確認已經很困難了，大家就當作故事聽聽就好。

梅尼爾氏症的成因，截至現在醫學上的報告驗證還沒有完全明朗，但到底哪些人容易得到梅尼爾氏

症呢？醫學上是有些統計的。一般認為以下的人風險較高：像是免疫系統有問題過敏、病毒感染（特別是腦膜炎）、家族史有梅尼爾症、頭部外傷、偏頭痛……等，但多數的醫師認為梅尼爾氏症的成因不是單一的，而是由許多因素共同造成的。

「梅尼爾氏症」患者通常會經歷以下的症狀：

症狀一》反覆的眩暈

這種眩暈是天旋地轉的等級，而且到底怎麼開始的？什麼時候會結束？患者自己完全沒辦法預期，眩暈通常會維持 20 分鐘到好幾個小時，但通常不會超過 24 小時。嚴重的眩暈發作時，可能還會引起嘔吐的現象。

症狀二》耳鳴

患者會感到耳鳴，但聲音形態可能每個人不太相

同。有些人是感到鈴鈴作響，有些人會聽到嘶嘶聲，有些人會是鳴笛的感覺，也有人聽到像火車過山洞的轟隆轟隆聲。

症狀三》耳脹

梅尼爾氏症患者常會感到耳朵裡面發脹，感覺自己的耳道中隨時都是塞滿滿的感覺。

症狀四》聽力受損

梅尼爾氏症患者的聽力受損常會時好時壞，特別是在早期的時候。但患病的時間長了以後，多數的患者都會發展出一定程度的聽力受損。

以上的症狀通常是從單側的耳朵先開始，但也有可能是兩耳同時發作。在症狀發生後，這些不舒服的感覺通常會完全消失，一直到下一次發作，而發作完的患者，常會跟醫師描述累得半死，多數的患

者會在一年內反覆發作，之後發作的次數漸漸變少，甚至消失。但也有些患者發病的狀況會一直持續多年。

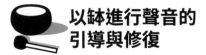 以缽進行聲音的引導與修復

我的學生起初遇見我的場合，是我在世界各地常舉辦推廣「聲音的辯證與應用」的演講現場。通常在我用簡短的時間說明分享完「聲音」這項有趣的「介質」，其實本來就是極科學的「物理現象」，能被如何妥善的簡易操作與應用後，主持人就會開放現場的演講與會的來賓、學生們，讓每個人上台體驗 3～5 分鐘針對「聲音」局部體驗的感受，也就是我各地學生們長年戲稱的「老師的點菜解鎖系統」。

針對上台體驗者當下或長年最不舒服的地方，透由「缽」來進行「聲音」的引導與修復。其原理，就是透由「缽＝聲音」，控制「聲音」精準的讓身體裡不平均、平常用不到的過多水分，讓水分精準的移動到我們身體需要的地方，達到強迫流動與代謝的效果。而身體，就能在毫無侵入性、沒有後遺症的情況下，自然而然地達到舒緩，進而解除病徵的不舒服狀態！

　　當時情境，我的學生對於我的認識，在上台前幾乎與一般人相同，只是想體驗什麼叫「聲音」而已，並未多想其他。我在現場操作 3 ～ 5 分鐘後，因時值夏季，梅雨炎熱，我精準的告知他說：「你的內耳發炎，已經反覆許久的歲月，所以我操作聲音，讓內耳發炎處立即達到末梢的循環代謝，原本

的長期耳鳴困擾，即在當下恢復幾近 95%，僅剩少許耳鳴音。」

就如此短暫數分鐘的經過而已，就讓這位學生驚為天人！尤其這位學生的身分已是長達 30 多年執業的健康管理背景的專業人員，但多年來身體不斷反覆的病徵一直苦無解放，沒想到！就這麼輕易的 3～5 分鐘後就被我緩解了！

我長年來一直深信著，「每個人」自身的自癒能力，都是獨一無二媲美現代高科技的存在！

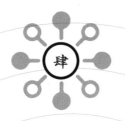

觀念篇 · 聲灸
(Sound-Penetrate) 的緣起

人所能聽見的五種音「宮商角徵羽」，

對應著人體五臟「心肝脾肺腎」，

並體現在多數人的文明病情緒「喜怒思憂恐」

就不謀而和了。

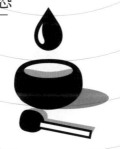

五音療疾，對應人體五臟

《黃帝內經》所說的「經脈者，之所以決生死，處百病，不可不通」的精確定論，是調理緩解慢性疾病的有效方法。阮籍在其《樂論》中說：「樂者，使人精神平和，衰氣不入，天地交泰，遠物來集，故謂之樂也」。元代朱震亨則指出：「樂者，亦為藥也」。

許多學生常常問：「老師，你相信宗教嗎？或是『聲音與宗教有關』嗎？」我個人主張是「它並不是正相關的。」因為並不需要一定得和其他色彩元素並列在一起，聲音的本質，本就是純粹的，例如，當宇宙中的第一聲「ㄏㄨㄥˋ」發生時的緣起，就是與宗教無關的；再者，《黃帝內經》中講述：

「因五音，而正體」時亦是無關乎宗教。元代名醫朱震亨曾明確指出：「樂者，亦為藥也。」

「樂、藥、療」三字同源，它們的甲骨文字形十分相近，中國古代時期很早就發現五音可療疾，但卻與宗教無關。

《黃帝內經》是傳統中醫醫學尊奉的圭臬，裡面記載著這樣一句話：「怒傷肝，喜傷心，思傷脾，憂傷肺，恐傷腎」，其「五音療疾」法中如此形容，以聆聽雅樂的正聲來緩和情緒，調節五臟的功能。《黃帝內經》中又說「天有五音，人有五臟，天有六律，人有六腑」。

所以，人所能聽見的五種音「宮商角徵羽」，對應著人體五臟「心肝脾肺腎」，並體現在多數人的

文明病情緒「喜怒思憂恐」就不謀而和了。

找到那個「一」，才是真正的精神所在

　　我在長年分享、教學上，之所以不搭配其他副產品，而是只談「聲音的辯證與應用」的操作方式、優化的可能性，以及不談其他與揚升、光、天使及各宗教流派、各種修行法門等的原因是，不是我不認同，而是我太認同，所以才絕口不提。

　　當人無法突破五維的量度時（長、寬、高、時間、空間），或因震動頻率無法持續、或因避免一般人「未了解聲音前」而扭曲，更甚至只流於複製貼上的道聽塗說，因此為維持「聲音的中立性」而不談，亦不比較。況且，每個人的「自由意志」都是值得

被尊重的，而非在初未知時就被框架，這亦不是我所樂見的學習。

但在我所認知，科學上已經將「平行宇宙」、「平行時空」、「多重實像空間」、「多重宇宙」等觀念已經被證實，如果所有放眼所見的人、事、物、世界組成都是「量子」所組成，那「量子不滅」定律所帶來的交疊投射現象，就不難想像被宗教信仰系統解釋為「因果」、「輪迴」了。

而「人」若將所認知投射下所造成的現象，姑且以「5D全息投影」稱之為「生活顯化」的話，按理論上，世界上古往今來如此多的先賢覺知成就者，所留下的過程（姑且稱為「方法」）論理就是要能立竿見影的，如同佛說成佛有八萬四千法門，

實則並非要求後人依樣畫葫蘆般的照本宣科模仿一遍，而是希望透由啟發式的引導方式，讓人人觸類旁通，找出每人心中的八萬四千零一。

當找到那個「一」時，才是真正的精神所在。

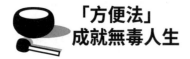
「方便法」成就無毒人生

「聲音」如果至目前為止，已被認同是個極其客觀的物理現象，而當這個「客觀的物理現象」能夠被「辯證與量化」操作時，那受惠的人，就不再侷限為刻意縮限的某些類型身上，進而有更客觀的，在寬廣度、受用度、普及度上，也會更加廣闊，若要以一個形容詞來形容「聲音的辯證與應用」的話，我將其稱之為「方便法」。

除了長年分享「聲音的辯證與應用」外，我到世界各地去，與學生、個案等還會分享另一個讓自己「不藥而癒」成為「無毒人生」的好方法，只要願意每天放一點點的時間在「健康四件事」上，分別就是「喝水、吹風機、睡覺、喝粥」。將這四件事情放在生活中變成日常習慣，不但會讓身體自然而然的就優化了，這恰恰也符合了幾千年來老祖宗的經驗傳承在中醫中所述「洩、補、造血、解毒」的邏輯。真的只要你願意，突然間會發現「無毒人生」與「不藥而癒」的結合，將不再是遙不可及的夢想，讓自己長年找不到解方的身體感受到一種不可思議的豁然開朗。

緣起，就如同佛法般。你／妳的人生～它並不是一場交易，而是你／妳準備好去看見了嗎？

　　如同佛陀不是佛教徒、基督並非基督徒、而聲音也非聲音啊！

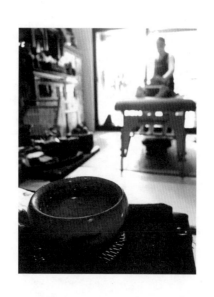

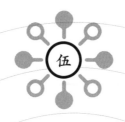

健康四件事。喝水

中國有句俗語叫做：
「藥補不如食補，食補不如水補，水即是百藥之王」，
去百病、生健康，養生應由「喝水」開始。
但你每天喝多少水呢？夠嗎？

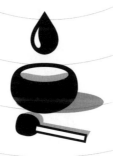

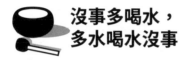

沒事多喝水，多水喝水沒事

健康四件事的第一要事就是「喝水」。

一天最少要補充的「白開水」量，女性為 1500 毫升、男性為 2000 毫升。

邀請讀者們請開始練習喝溫水或常溫的水，不要喝冰的，並且開始練習小口小口喝，千萬不要猛然的大口喝水，不然反倒會讓體液流掉，身體就得不到補充。主要請大家小口小口喝水的原因是，除了能讓口腔維持濕潤外，讓血液循環維持補充在一定的濃度，進而讓皮膚、內臟增加含水量，好維持在容易代謝的狀態上。

在未計算有體感的流汗情況下，一位成年人一天約有 1300 ～ 3400 毫升的流失。不過，人體的生

化代謝也會產生水分，估計約會產生 250 ～ 350 毫升，可以些許補上人體的流失，所以在沒有流汗的狀況下，一天需要補上 1000 ～ 3100 毫升的水分，才能維持水分的平衡。

「糖」換成別的名字還是「糖」

一般來說，因為生活的緊張，日常中想要快速、便利，往往隨手攝取的「水分」都是酒、咖啡、茶、手搖飲料、便利包罐裝飲料、濃湯、液態補品等，這些都「不是水分」。長期下來，身體濃的像珍珠奶茶（血液濃稠、雜質多）時，也將不難想像，所以當許多人才會有如此經驗，身體已經亮燈時去找了醫生，醫生開了藥一吃就水腫，更加代謝不佳，

可以想像的到嗎？

當自己的身體已經濃的像珍珠奶茶時，再加上濃濃的水藥、濃濃的補品，可想當然爾「濃＋濃」，並不會變成讓身體中的水分更稀釋更好代謝流動啊！

時下，太多人喜歡喝手搖飲料。研究報告指出，喝含糖飲料對健康的傷害遠比想像中大，不只會讓人過度變胖！醫師們也都普遍表示，手搖飲只要有加糖就會傷身，除了體重直線上升外，還可能會增加糖尿病、心血管疾病、癌症等疾病風險。曾經聽減肥名醫邱正宏說過，喝手搖飲就算是選擇半糖、少糖、低糖，所含的糖份分別為60克、50克、30克，身體能承受的一天人工

代糖比例還是不能太高，因為攝取過高的代糖會加速產生脂肪肝，而且人工代糖或果糖比例太高，還可能讓血脂肪、三酸高油脂偏高。我「基本上不鼓勵大家喝含糖飲料」，因為「糖」比毒品更容易上癮，因其無所不在，而且常被以各種方式美化，但切記，「糖」換成別的名字還是「糖」，它溶入飲料中，就是含糖飲料。

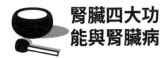

腎臟四大功能與腎臟病

現代人大多長時期身體缺少正確的水分補充，往往一天下來所喝的液體，大多是咖啡、茶、手搖飲料、利樂包、濃縮補品、科學中藥液，甚至大量的酒精性飲品，也因此間接造成了腎功能下降、常態

性身體水腫的問題。

「腎臟」是十分重要的器官，它的工作量十分龐大，但卻也是種沉默的器官。腎功能出現問題的初期通常沒有明顯的症狀，所以多半要靠健康檢查才會察覺異樣。根據數據資料，台灣的洗腎人口一直位居世界高位，除了腎臟疾病，高血壓（Hypertension）、高血糖、高血脂（Hyperlipidemia）這三個常見疾病（以下俗稱「三高」）也是造成洗腎的原因之一。

其實腎臟位於後腰部的肋骨緣下面，正常來說，每個人都有兩顆腎臟，左高右低。而腎臟是血液淨化器官，主要有四大功能，分別是：

（1）清除廢物、排泄藥物。

（2）調整水分、體液，調整血壓。

（3）維持電解質與酸鹼度的平衡。

（4）製造和分泌荷爾蒙。

當體內血液流經腎臟時，腎元（腎臟的基本組成單位）會過濾身體的廢物、水分以及電解質，成為尿液。另外，腎臟還會製造紅血球生成素（Erythropoietin）、活化維他命 D3 以維持血中鈣磷平衡，並生成腎素及血管張力素來調整血壓。

我們常聽到的腎功能，指的是腎臟的儲備能力，即使腎功能降到只剩 50％，除了幾種明顯的腎臟病外，多半缺乏明顯的症狀；當腎功能降到 20％以下時，健康可能會出現嚴重問題；若降到 10％～ 15％以下時，如果沒有洗腎或換腎的話，通常都活不久。

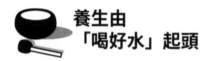

養生由「喝好水」起頭

我為什麼要特別推薦「白開水」呢？

在《本草綱目》中有記載，專門敘述《水部》，裡頭提到「水為萬化之源」，認為飲食是人生的命脈，而人的飲食均源於水土，「好水是百藥之王，壞水是萬病之源」。傳統養生是中國五千年文化傳統的重要組成部分，是個再通俗不過的話題，試問誰不想擁有健康的身體？然而，現實的情況卻是因為生活節奏緊張、太過便利的飲料取得，導致社會上存在著為數不少的「亞健康」族群。所有的統計資料顯示，都指向成年人中各種與飲食、生活方式相關的疾病，如高血壓、高血脂、糖尿病等現代人的「富貴病」人口日益增加，現今青少年的體質、身心健康都存在很大問題。因此，在今天，如何科

學養生，就顯得十分重要。中國有句俗語叫做「藥補不如食補，食補不如水補，水即是百藥之王」，去百病、生健康，養生應由「喝水」開始。

　美國著名醫學家巴特曼博士指出：「水是最好的藥。人的所有疾病，都是因缺少水造成的。沒有水，氧氣不能運到所需部位，缺乏氧氣伴隨而來的就是嚴重疾病的產生。」水是結構營養物質、調控營養物質，在人體內代謝過程的媒體和代謝產物的輸送載體；說穿了，就是體內最重要用來丟出體內垃圾的重要工具。沒有水，其他所有營養物質就像是乾枯河床上乾透的泥沙，當人體失水量達到人體重的2%時，便產生口渴感；當失水達6%以上時，人就感到乏力、抑鬱和無尿；當失水大於20%而又得不到補充時，就無法進行氧化還原、分解合成等

正常生理活動，進而危及生命。

「水」最主要的功能是負責消化食物、傳送養分、保持各關節和內臟器官的濕潤、調節人體的溫度，當水分充足時，人體的各個組織都能有效地工作。但是當身體缺水時，就會導致身體疼痛、組織損傷和各種各樣的健康問題，根據研究，諸如氣喘病、過敏症、高血壓、高膽固醇、頭痛、周期性偏頭痛等症狀，都可以通過充分飲水得到緩解或甚至治癒。

這就是為何推薦「喝水」的由來了。古云：「水是百藥之王，民以食為天，食以水為先，藥補不如食補，食補不如水補，水是百藥之王，水是營養之首！」道理正是由此而來的。

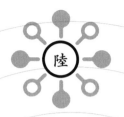

健康四件事。吹風機

俗話說：「百病從濕起」，

特別是身處在高溫潮濕的台灣，

該怎麼辦呢？

其實用吹風機溫熱穴位是好去濕方法！

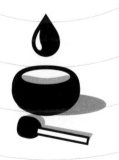

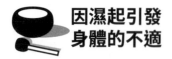

因濕起引發身體的不適

健康四件事的第二件，就是「吹風機」。

不論是醫生或是老一輩的人都不斷提醒著，俗話說：「百病從濕起」。當現代人的生活品質，一早起來就感覺渾身腰痠背痛、頭暈的實在是很難醒，非得來杯咖啡才能感覺到精神集中一些些，或頭老是脹痛、沒來由的痛、偏頭痛、痛還會到處跑、一到中午人昏昏欲睡、中午又沒食慾。

一到下午，許多女性朋友小腿開始腫脹，脹到連鞋子都穿不下，口很渴想喝水，卻連一口水都喝不下也到不了胃，甚至是明明大家都是坐辦公室，別人是像夏天一般的在流汗，而某些人卻只能熬著，必須穿著羽絨衣禦寒才能待在辦公室繼續努力。每

天週而復始的折磨只為了五斗米，那麼，我在此恭喜大家，讀到這有上述情況的朋友們，都是「身體太濕了」，常常聽到醫生朋友說「百病從濕起」，進而「濕寒倆兄弟」就開始漫長的孟不離焦、焦不離孟了。

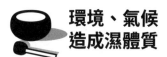

環境、氣候造成濕體質

許多人常常滿腹疑惑的問到，「老師，我們居住的地方真的這麼潮濕嗎？」

為什麼不管怎麼看中醫時，十之八九得到的答案都是需要去濕的體質呢？而且，平常生活中都已經很努力的讓自己運動了，怎麼年紀越大感覺自己身體渾身越不舒服。

我這樣形容好了，我們住的台灣這塊土地上，是

個標準的海島型氣候，水氣環流相當的充沛，以至於被形容為四季如春，皆因位處於亞熱帶地區多風多雨，小小的土地，卻有高高的山，而我們能居住的地方卻只有環島沿岸一圈大約十分之一的土地範圍能夠使用，以至於人口聚集與建築物的稠密處，不是在沿岸就是在盆地。

密集的高樓大廈、水泥建材、柏油馬路充斥在我們的生活周遭，當水氣從大氣層沖刷下來後，沿著從高山上往四周流瀉而下，而沿岸、盆地上的建築物此時就如同海綿般大量吸收水氣。天氣一熱，太陽照下柏油路上吸飽的水氣、冷氣室外機的加碼下，水氣一烘的就飄散在所有空氣中，所有居住的人，就如同無時無刻的在水氣中游泳生活著。

然而，人體內本來就有不斷代謝的廢氣，當人的身體太累或年紀大了退化後，血液中循環變慢，就好比丟垃圾的速度變緩慢了。此時，身體與環境中的水氣廢棄物一樣在不斷產生中，身體就會產生變化，這也是為什麼在寒冷緯度高的地方容易長乾癬，體內有太多廢水氣無法排出，濕熱的地方會長濕疹；同理，體內體外同時有太多廢水氣無法排出而致。

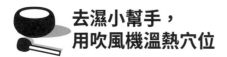

去濕小幫手，用吹風機溫熱穴位

　　如果，已經過煩了上述的生活品質，想煥然一新自己與家人的生活質量？不妨在生活中加入去濕的小方法來試試看。

早上起床後，先給自己一段10～30分鐘的時間，找到家中的吹風機，穿件寬寬鬆鬆的衣服（T恤），將吹風機風口塞進衣服掛在肩膀上，對溫度敏感怕燙的朋友們，也可以在肩膀上墊一條小毛巾，給吹風機靠著，讓吹風機的熱風藉由衣服的反彈吹向脊椎，尤其熱風會順著反彈吹到大椎至命門，吹至額頭微微發汗即可停止，家中若有冬天時使用的「直立式溫控暖風扇」，要代替吹風機也可。

　　這與中醫古籍中傷寒論記載，其中葛根湯（用來治療感冒或是過敏常用的一個方子）的用法有異曲同工之妙。古籍中提到「項背強几几，無汗惡風」，其中的「項背強几几」指的是，頸部和上背部這個部位的僵硬痠痛感，這裡其實是掌管肺部相關的穴位經過的地方，包括「風池」、「大椎」、「肺俞」、

「風門」等穴位（見 P231）邏輯相通，如果這個部位保暖祛寒，就可以減少感冒或是過敏的機會。

操作方法非常簡便，吹風機功率也不需太大，徐緩地用微風即可（吹風機三段變速的最小風量）。如果怕溫熱的、擔心風吹出來造成皮膚太過乾燥的朋友們，可以在肩膀背部上點乳液保濕，再開始使用吹風機幫自己保養，一樣可以溫熱穴位，達到保健溫暖身體的養生作用。

就這樣看似不起眼的一個小方法，只要願意連續每天做個一段小時間，大家會驚覺，原來極度不舒服或久痠不癒的小病小痛竟然自然而然的緩解了。連帶地，有些上班族的朋友們，原本因為工作環境的原因，長時間得待在冷氣房裏，夏天又得頻繁進進出出冷氣房的情況，常常導致自己不自覺得就中

暑了，一個夏天，就時常與中暑為伍，又無法避免進出冷氣房的無奈，或是有些身體已經積累過度的許多冰雪奇緣白雪公主們，眼看著別人明明在過著夏天的日子，自己卻過著穿著羽絨衣大外套在辦公室辛苦的討生活，那麼不妨來試試看，讓我們來幫幫自己「去濕」吧！

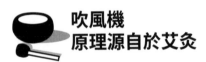
吹風機
原理源自於艾灸

其實「吹風機」原理來自於中醫的「艾灸」。傳統「艾灸」的邏輯知識是門珍貴的統計學養分，非常非常的實用，但即便是門極被推崇千年以上的經驗洗練，現代人一般只要覺得艾條不好買、成分等是否會觸法、週邊商品太麻煩使用、嫌味道不好

聞、怕燙到、位置不好固定不好找等，當問題太多只是怕麻煩時，就失去了讓自己持續能健康的動力與美意。

然而，對麻瓜（一般人）的民眾而言，要找到極精準極專業的穴道位置確實並不容易，而吹風機的溫熱風力不僅可調控溫度相當便利，溫熱覆蓋的面積也大，適當的透由衣服反彈熱力擴散於背部，不但能讓感受更舒服不燙身體，還能更容易的讓自己與家人緩解不適的症狀。這也是為何我長年推廣「吹風機」比之「艾條」的使用上更是理想、方便、好取用、又不失省錢讓自己能持續維持的原因。

對於舒緩身體阻滯的血液循環、肌肉僵硬沾黏造成的疼痛相當不錯，更可以循序漸進的消除許多苦

為五斗米折腰的上班族，因工作被困在長期被空調冷氣導致身體濕寒而毛病百出的身體。

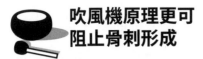 吹風機原理更可阻止骨刺形成

長年推廣「聲音的辯證與應用」，透由義工、義診、演講等等不同的機會，也遇見了不少師父、尼師與修行人，大多因為長期吃素，身體長時間維持在做功課上不動，身體難免體質濕寒。當長期維持同樣的姿勢久了，身體又正當缺水、又太濕寒的時候，往往許多身體上的不適就開始找上了我們。

人的身體其實很有趣，當身體缺水又太濕寒的時候，骨頭間的軟骨及肌肉就會收縮，如果正好擠破微血管的時候，恰恰就是身體痠痛的開始。一旦堆

積的垃圾太多了、太久了，甚至變硬了，這就是所謂的「骨刺」。

在此之前，身體真的壞掉了嗎？其實並沒有！身體只是給了我們一些警訊！叮咚、叮咚、叮咚地提醒注意身體囉！所以，許多師父們當再第二次見到我的時候，就會說：「我人生第一把吹風機，就是因為認識老師你才有的。」雖然師父們玩笑開的莞爾，但是見到更多師父們的體況越來越好，我只能說，雖然我不是比爾蓋茲、郭台銘、張忠謀等富可敵國的企業家，但能為這個世界「供養聲音」就是件很富有的事。

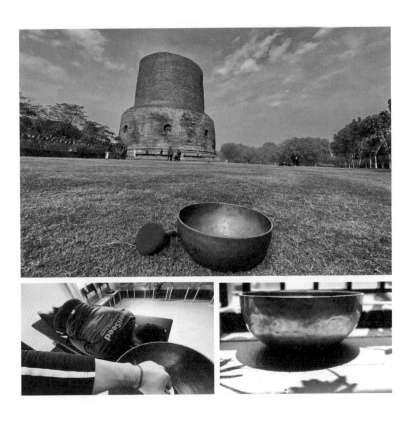

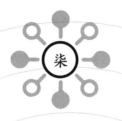

健康四件事。睡覺

人的一生中有三分之一的時間是在睡眠中度過，

只要5天不睡覺，人就會死去，可見得睡眠確實是人體當中不容忽視的生理需要。

但你知道：睡眠也是要睡對時間嗎？

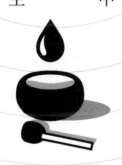

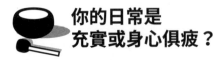 你的日常是
充實或身心俱疲？

健康四件事的第三件，就是「睡覺」。

晚上 11 點至凌晨 2 點，這 4 個小時請務必盡量讓自己躺在床上好好睡覺休息。我常常跟許多學生、個案反應分享這麼說：「讓我們檢視一下自己的生活會發現，我們所習慣的日常，才是真正問題的癥結點所在。」

常常聽到許多婦女結婚後，往往忙於小孩子們的照顧，等所有的事情都忙完了，也依序完成了，等想要有一點點自己的時間做些什麼，好比說追劇，卻眼看都已經幾點，到底是要睡覺嗎？還是拼了來看個幾集呢？但身體卻常常不聽使喚的斷電了！每

天都在想，要如何擠出自己的私人時間似乎才有喘息的感覺，又因為長期勞累後，身體已經極度需要休息，以應付明天一早孩子們的早餐與上課一天的開始，就在這家庭與私人喘息空間中徘徊著，以致身心俱疲。

更有太多的人，為了五斗米，明天要趕圖、趕稿、趕報告、趕企劃案、若不做事情會堆積如山，做了就永遠讓自己處在忙不完的輪迴中，讓自己筋疲力盡，這就是所謂的「日常」。接著在忙到一個極致後，突然有了一些假期時間，就讓自己報復性地好好的睡上 8～12 小時一覺，結果睡起來後，非但沒有精神百倍，還換來了渾身不對勁、腰酸背痛、很疲憊仍然想睡覺而睡不飽的窘境，這些就是我們想要的人生日常嗎？

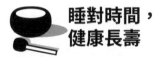

睡對時間，
健康長壽

人的一生中有三分之一的時間是在睡眠中度過，只要 5 天不睡覺，人就會死去，可見得睡眠確實是人體當中不容忽視的生理需要。而睡眠作為生命所必需的過程，是這台精密的高科技機體復原、整合和鞏固記憶的重要環節，也是健康不可缺少的組成部分！

根據世界衛生組織調查，全球約 27% 人有睡眠問題。國際精神衛生組織主辦的「全球睡眠和健康計劃」於 2001 年發起了一項全球性的活動，將每年的 3 月 21 日，即春季的第一天訂定為「世界睡眠日」，用意就是在於提醒現代人進入現代化社會後，所遺忘的生理最基本需求「睡眠」；更精準的

說，要學習「睡對時間」。

現代人對於睡眠有不少人抱怨：「老做噩夢，睡不踏實」、「入睡困難」、「醒得早，但醒了又睡，迷迷糊糊到天亮」、「時睡時醒」、「整晚睡不著」、「睡的不沉，甚至自己睡了沒有都感覺不到，好像總在醒著」，在中醫之道中，不講征服自然，而是順應天時，當人的生活規律與自然規律相符合時，「天人合一」則健康長壽、長命百歲，否則罹患疾病、提早衰老。

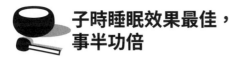

子時睡眠效果最佳，事半功倍

子時對應的時間是晚上 11 點至凌晨 1 點，此時膽經最旺。

子時前入睡是對膽經最好的照顧。相當於一年中的冬至日，陰氣最重漸衰而陽始生，要保護初生的陽氣，睡眠養陽，此刻睡眠最順應天時，最需安靜，最宜安然入睡，這個時間只要能睡的好，才能膽清腦清，常常熬夜的人，會覺得此時特別有精神，長期下去就只能陰陽失調。說穿了，都是在過度提領身體的健康存款餘額而已。《靈樞營衛生會》指出：「夜半為陰隴，夜半後而為陰衰。」

夜半即子時，陰隴指陰氣極盛，子時陰氣最盛，過了子時陰氣轉衰，陽氣開始生髮，此時為陰陽大會，水火交泰之際，稱為「合陰」，正所謂「日入陽盡，而陰受氣，夜半而大會，萬民皆臥，命日合陰」，陽主動、陰主靜，此時最需要安靜。因此，子時睡眠效果最好，可以起到事半功倍的作用。

丑時對應的時間是凌晨 1 點至 3 點，此時肝經最旺。

　　我們要在熟睡的狀態下，「肝藏血」是人的思維和行動要靠肝血支持，廢舊的血液需要淘汰，新鮮血液需要產生，這種代謝通常在肝經最旺的丑時完成。《黃帝內經》中認為：「人臥則血歸於肝」。如果丑時不入睡，肝還在輸出能量支持人的思維行動，就無法完成新陳代謝，所以丑時前常常沒有入睡的人，臉色較青灰，神態會倦怠而躁，易生肝臟的循環不佳進而影響為肝臟的疾病。

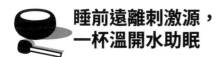

睡前遠離刺激源，一杯溫開水助眠

　　其實，想要擁有好的睡眠品質，不是硬要努力睡

覺，而是睡對方法、睡對時間，讓自己設定每天睡前半小時遠離３Ｃ產品的刺激，讓前額葉少掉過度的刺激源、舒緩自己的腦波與腦壓，並且在睡前給自己100毫升溫開水，小口小口的喝，讓自己的循環更加放鬆。

想要在思想上完全放鬆，有的病不是疾病本身的可怕，而是你自己的心理狀態應該怎樣，往往疾病本身沒有那麼可怕，而是被我們自己嚇唬自己的心態搞得寢食難安。因此，讓自己有計畫的早點休息，不但可以換來身體健康，還有不錯的私人運用時間。

凌晨３點後起床，保證沒有人和你／妳搶電視追劇，思考起事情來會更加事半功倍喔！不妨讓自己試試吧！

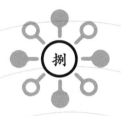

健康四件事。喝粥

人，生而靠著一口氣，氣順則百病無。

但要怎麼氣順呢？

一是氣要足，二是阻礙少，

尤其是氣足靠脾胃，

只要能吃得下，要能吸收，

而「喝粥」就成為最佳選擇。

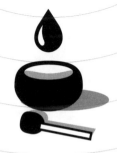

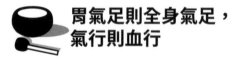

胃氣足則全身氣足，氣行則血行

健康四件事的第四件，就是「喝粥」。尤其我特別大力的推薦我學生徐三翰中醫師所發明的「136超級米漿粥」，氣順則體康。

人，生而靠著一口氣，氣順則百病無。上古之人依照《黃帝內經》記載，壽命可以活過百歲，而且身體動作靈活無衰老的現象。現在的人卻難以輕鬆做到，《黃帝內經》說明就是各種原因造成氣不順，所以才百病叢生，壽命短促。

氣順有兩個必要條件：其一是氣要足，其二是阻礙少，缺一不可。氣足靠脾胃，能夠吸收的營養才能轉變為氣，尤其是清氣，不僅轉變成為胃氣，更

通過肺氣沉降以疏布五臟六腑為全身的後天之本。
所以說胃氣足則全身氣足，氣行則血行。

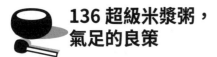

136 超級米漿粥，氣足的良策

傳統上，活血方式莫不以行氣為主體，輔以消腫破瘀打通經脈方式，達成以氣來帶動血液循行，循環好自然百病消。

而今有「缽。聲灸」方式以氣血為介質，震動為能量，打通阻塞的經脈氣血瘀阻等等部位，恢復原有氣血循環狀態。就是最初的狀態，而且無侵入性、無副作用、無危險性。

如何做到氣足？就是要能吃得下，要能吸收，而

「136 超級米漿粥」是最佳選擇。徐三翰中醫師會發明推廣的目的，無非是希望讓更多人能輕鬆的健康，所以公開作法，方便簡單而快速，符合現代人忙碌短促的生活節奏。從開始下鍋煮到關火，大約只要 5 ～ 10 分鐘，食用上三餐的選擇上可以長時間堅持，如果已經沒有食慾可以以此暫為主食。如果是保養狀態，建議飯前先喝一碗，可以只喝米湯、米粒也可以吃。無禁忌、不造成胃酸上膩。

「136 超級米漿粥」的做法

1. 取一杯米。先洗米。洗後加入三杯冷水，以大火煮開。
2. 另外取一鍋，以量米之量杯，倒入六杯水備用。
3. 等三杯水那鍋中已經沸騰，快速倒入準備好之六杯水。
4. 稍微攪拌，持續以大火煮，等完全沸騰，關火。蓋上蓋子。等 30 分鐘，即成。

「136 超級米漿粥」等待的時間越長則越濃郁，米湯也會越少，愛喝米湯者，可以事先濾出。愛吃濃粥者，可以多等待時間，無需再加熱。只需加點耐心，身體越是虛弱越能感受此粥對身體所帶來的好處，東漢時期中醫經典「傷寒論」亦有記載：「服桂枝湯，服已須臾，歠熱稀粥壹升餘，以助藥力。溫覆令壹時許，遍身漐漐微似有汗者益佳。」這樣的熱稀粥，是確保身體機能振奮的不二選擇。

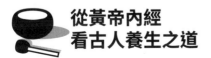

從黃帝內經 看古人養生之道

氣從以順，以中醫的手法而言，回復健康無論是以運動、按摩、針灸、藥物、推拿等等方式，目的就是要回到氣順而已。

黃帝內經、素問篇《上古天真論》：「昔在黃帝，生而神靈，弱而能言，幼而徇齊，長而敦敏，成而登天」。迺問於天師曰：「余聞上古之人，春秋皆度百歲，而動作不衰；今時之人，年半百而動作皆衰者，時世異耶，人將失之耶？」歧伯對曰：「上古之人，其知道者，法於陰陽，和於術數，食飲有節，起居有常，不妄作勞，故能形與神俱，而盡終其天年，度百歲乃去。今時之人不然也，以酒為漿，以妄為常，醉以入房，以欲竭其精，以耗散其真，不知持滿，不時御神，務快其心，逆於生樂，起居無節，故半百而衰也。夫上古聖人之教下也，皆謂之虛邪賊風，避之有時，恬惔虛无，真氣從之，精神內守，病安從來。是以志閑而少欲，心安而不懼，形勞而不倦，氣從以順，各從其欲，皆得所願。故

146

美其食，任其服，樂其俗，高下不相慕，其民故曰朴。是以嗜欲不能勞其目，淫邪不能惑其心，愚智賢不肖不懼於物，故合於道。所以能年皆度百歲，而動作不衰者，以其德全不危也」。

這整段的意思是說明：從前的黃帝，生來十分聰明，很小的時候就善於言談，小時侯對周圍事物領會得很快，長大之後，既敦厚又勤勉，到了成年時，登上了天子位。他向歧伯問道：我聽說上古時候的人，年齡都能超過百歲，身形不顯衰老；現在的人，年齡剛到 50 歲，而動作遲緩無力，這是由於時代不同的原因所造成的，還是因為今天的人們不會自我養生所造成的呢？

歧伯回答說：「上古時代的人，那些懂得養生之道的，能夠取法於天地陰陽自然變化之理而加以適

應，調和養生的辦法，使之達到正確的標準。飲食有所節制，作息有一定規律，既不妄事操勞，又避免過度的房事，所以能夠形神俱旺，協調統一，活到天賦的自然年齡，超過百歲才離開人世；現在的人就不是這樣了，把酒當水漿，濫飲無度，使反常的生活成為習慣，醉酒行房，因恣情縱慾，而使陰精竭絕，因滿足嗜好而使真氣耗散，不知謹慎地保持精氣的充滿，不善於統馭精神，而專求心志的一時之快，違逆人生樂趣，起居作息，毫無規律。」

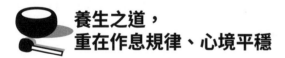

養生之道，重在作息規律、心境平穩

引古籍的目的，最主要所述古人之所以長壽養生看法，拿到現代亦是實用，要提醒因時有所節制，古人作息有一定的規律，既不妄事操勞，又避免過

度的房事，所以能夠形神俱旺，協調統一，活到天賦的自然年齡，超過百歲才離開人世。

但是現代人就不一樣了，把酒當水喝，濫飲濫藥無度，使反常的生活成為習慣，恣情縱慾，為了逞強滿足嗜好而使真氣精神耗散，不懂謹慎地保持精神的飽滿，只為求一時的爽快，追求短暫樂趣，起居作息毫無規律，所以許多現代人還未到半百之年就衰老了。

在古代，深懂養生之道並在教導與人生活的人，總是會提到，要能自在的對抗身體疾病的衰老體敗，應該時常維持心境的平穩，從容不迫的清淨安閑，掃除多餘的雜念妄想，就可以讓身體持盈保泰，這樣子讓精神與身體維持平衡，不但便於調伏自心，生活上疾病也不容易侵害，無論聰明愚笨或

能力大小與否，都不會因為外界的變化快速而影響自身，亦符合現今各界大力倡導的養生之道啊！

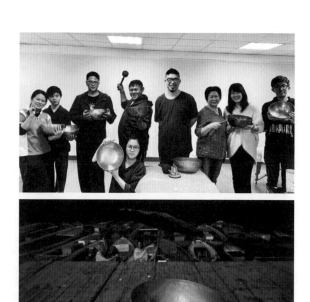

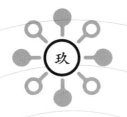

玖

聲灸治療。臨床常見症狀「沾黏」類

常常聽見有人動不動就落枕、五十肩、
媽媽手、板機指、筋膜沾黏、腳抬不高等
身體此時真的壞掉了嗎？
只能開刀治療嗎？或還有其他方法呢？

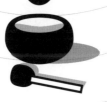

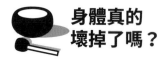# 身體真的
壞掉了嗎？

　　常見的落枕、五十肩、媽媽手、媽媽肘、板機指、放射線治療造成的沾黏、腳抬不高等毛病，其實在邏輯上，就是因為身體缺水，甚至已經是充滿珍珠奶茶常態性的流動不佳，導致體內長期沒有水分又過度勞累才會引起的症狀，並不代表身體真的壞掉了！它只是發出警訊叮咚、叮咚、叮咚的提醒著我們改注意囉！

　　但即使如此，用中醫調理，雖然溫和，但何時復原還是未知之事！找西醫，則一開始先開消炎止痛類藥物。但若久而久之都不見好轉，耳朵旁開始就會有聲音建議：「人的身體就像零件，拆開重組就好啦！動個手術癒合後，只要願意持續復健，就會恢復以往生活囉！」

這乍聽之下似乎頗有道理，但實際上為數不少的人不但復健之路遙遙無期，甚至再次沾黏的機率更高，情況反而更加嚴重，甚至已經造成局部無力，或是女性穿著內衣時手已無法抬高運作，或舉手的高度及角度已明顯受限、關節處的喀喀聲響始終無法舒緩，長期下來生活品質不但大受影響，連帶的也讓情緒低落不佳！

回到問題本身，到底是發生了甚麼樣的事情，才會有如此選項上的結果呢？

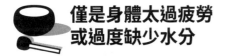

僅是身體太過疲勞或過度缺少水分

首先，身體原始發生警訊時並沒有真正壞掉，原理上，僅僅是身體太過疲勞或太過度缺少水分的補

充，以至於在長期維持一個姿勢時、突然受傷時、過度用力勞累時，筋膜與肌肉黏住錯誤的地方了，導致於水分過不去，時間一久甚至就纖維化了。

但是，真的壞掉了嗎？邏輯上，如果能有一項介質（目前姑且稱之為「聲音」），在沒有任何抗藥性、排斥性的情況下，能夠精準的移動身體不平均的水分給需要的地方吸收的話，讓身體需要的地方強迫流動代謝吸收恢復彈性，透過自身的快速調節吸收與循環，在幾分鐘內就可以緩解、明顯減輕症狀，甚至立竿見影的就不藥而癒的，恢復彈性與吸水度。

事實上，這項邏輯是成立的，因為透過「聲音」可以在身體還沒有外力破壞的前提時，是可以加快

速度恢復的。因為，這本來就是身體該有的恢復機能與狀態，只是需要一把自然而然的鑰匙而已。

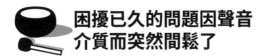

困擾已久的問題因聲音介質而突然間鬆了

許多學生常問，那開刀呢？

首先，老師對於所有的知識都是表達贊同的，「知識」本身沒有對錯的問題，只有使用的時點恰不恰當、適不適合而已，只是每一種「介質」都有不同的「盲點」。

當身體切開再縫合後所產生的「疤」，也就是「結締組織」，「結締組織」是永久不會產生彈性的，如果術後是使用「物理治療」利用物理邏輯增加彈

性，不啻是緣木求魚嗎？尤其病徵的產生，通常與長期時間維持的作息有很大的關係，許多個案不是在術後努力了許久都回復不到以往的生活品質，就是當再遇二次沾黏後，情況更佳惡化難耐。

如果，使用的是「聲音」呢？

我在世界各地常舉辦推廣「聲音的辯證與應用」的演講場合，常常在各種活動中看到已愁眉許久的個案，苦思不得其解的神情，往往在死馬當活馬醫的情況下遇見，但就那麼幾分鐘！對！困擾已久的問題就那麼幾分鐘，不可思議的眼神就像自己的患部開了外掛一樣，突然間鬆了！

突然間，五十肩能夠手正常抬高了！

突然間，板機指就能夠有力氣開水瓶了！

種種的妙不可言一幕幕的在各地傳來，這就是老師在心中一直不斷感動的溫度啊！

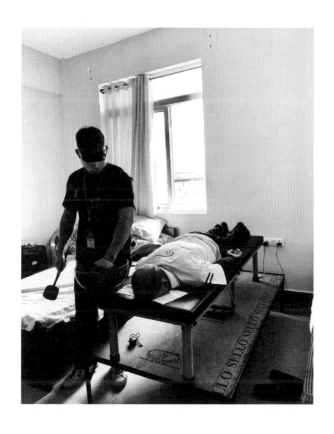

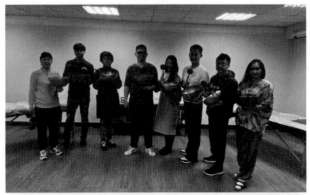

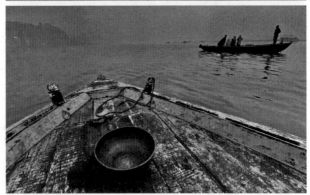

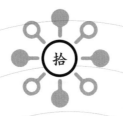

拾

聲灸治療。臨床常見症狀「眼部」

眼壓高、飛蚊症、眼部乾澀、
青光眼、眼睛霧、視力提早老化退化等，
真的是科技帶來的文明病變嗎？
除了開散瞳劑、人工淚液外
還有什麼方法可以治療或減緩惡化嗎？

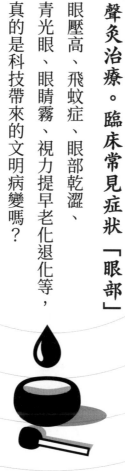

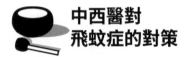

中西醫對
飛蚊症的對策

　　現代人的生活已經達到各種３Ｃ不離身的境界，伴隨而來的眼部問題也日益增加，眼壓高、飛蚊症、眼部乾澀、青光眼、眼睛霧、視力提早老化退化等，都是因為血液循環變慢、變差了，導致於漸漸影響了生活的品質，但就問題而言，真的就沒有機會提高生活質量了嗎？

　　西醫認為，單純的飛蚊症不需要特別治療，症狀可能會隨時間而減緩或消失，所以常常聽到的解決辦法是開散瞳劑、人工淚液。在治標不治本的情況下，一般人為求緩解，又或者已無其他可以的選項，就只能走一步算一步。但部分糖尿病患、高血壓或中風患者，恐因視網膜病變或血管病變等問

題，也出現飛蚊症現象，應前往眼科接受視網膜眼底檢查確定病因。

中醫治療飛蚊症著重針灸搭配中藥調理，針灸主要針對手部的合谷穴、三叉一穴、三叉二穴等穴位，或連同眼周旁的睛明穴、攢竹穴調理（見P.231）。倘若肝氣不好，會再加強腳部的光明穴；胃氣不佳，則會增加足三里的穴位針灸（見P.227）。

治療過程一周針灸2至3次，再搭配六味地黃丸、小柴胡湯等調理肝腎兩經，以及添加遠志、石菖蒲等開九竅的中藥方，幫助眼睛加速循環儘快恢復正常，雖然相較之下，較不會有後遺症，但也需要往返許久，並非易事。

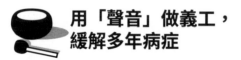

用「聲音」做義工，緩解多年病症

感謝學生的促成，於 2020 年 8 月，其中有一場與學生們一日義工，在「埔里。菩提長青村」，讓我印象好深刻。在現場，老人家臉上綻放的溫度，許久許久在我心中一直滋養著我往前，讓我又多了一次用「聲音」做義工的機會。「菩提長青村」的居民，大多是 7、80 歲以上的長者，村內雖然維持自給自足，但是太過潮濕的環境對於老人們的影響，代謝不佳更是一大普遍問題，以至於各種慢性代謝與退化病症層出不窮。

席間，好多老人家驚呼連連的說：「『聲音』？長這麼大都沒聽說過這麼好用啊！」其中一位 80 多歲的阿嬤，主訴眼睛說霧霧很久了，都看不清

楚。村長還特地介紹，阿嬤看了好久好多的醫生都一直沒有改善，希望我們能幫上阿嬤的忙，緩解優化一些生活質量。

當善巧的用「聲音」時，其實就如同針灸、氣灸或其他「介質」般，若是精準的能控制聲音的方向、重量、厚度、面積的話，不但是收效更快，而且在完全沒有侵入性、沒有後遺症、立竿見影的效果下反應更為顯著。當阿嬤躺在整復床上，數分鐘後再起來時！

阿嬤驚呼道時，所有在場的老人家與學生們，都不約而同的往我這床看了過來。

阿嬤：「哦！目瞅那欵架呢金啊！」

阿嬤：「看的都亮了內！」

阿嬤：「這『聲音』怎麼這麼好用？我長這麼大都不知道！」

隨後 80 多歲阿公的風濕性關節炎，從上床前的走路緩慢，到下床後的健步如飛、五十肩許多年的阿嬤手舉起時那一剎那的笑容⋯⋯，謝謝每次的機會，每位老人們都是菩薩，給大家能夠有善巧的機會傳遞「聲音」的辯證與應用，深深的祝福。

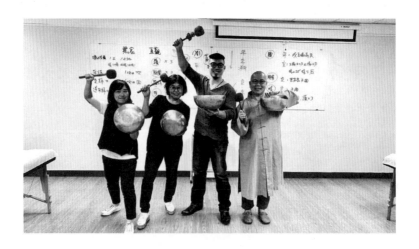

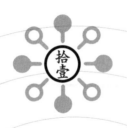

拾壹

聲灸治療。臨床常見症狀「關節炎」

當膝蓋開始出現疼痛症狀時，

如果不能及早治療根源，

造成椎間盤突出、脊椎滑脫等機會越來越大，

膝蓋內軟骨的磨損也會越來越大。

除注射玻尿酸或藥物外，

有沒有其他更安全的治療方法嗎？

提早磨損關節軟骨，關節發炎年輕化

關節是人體兩塊骨骼的連接區域，掌管人體運動行為（如屈膝、握拳）。負責運動的關節中，大部分關節的結構稱為「關節囊 (articular capsule)」，外觀上像是一個包覆兩塊骨骼的包裹，當中有軟骨及滑液，軟骨為兩塊骨骼連接提供緩衝，而滑液就像是潤滑液，使骨骼運動得以順暢。如果因為各種原因使軟骨過度磨損，或是滑液分泌發生異常，就會產生疼痛、腫脹、發熱、僵硬等關節炎症狀。

尤其是當現代人的不正常生活習慣已經習以為常時，退化性關節炎或關節疼痛就不只是年紀大的長輩專利了！

不同年齡引起關節疼痛的原因不一樣，多數熟齡族是因為關節軟骨磨損引起退化性關節炎，而受傷、肥胖、慢性病、姿勢不正確或過度運動等，則會讓關節軟骨磨損時間表提前到 3、40 歲。

退化性關節炎的西醫治療法，以注射玻尿酸為主

退化性膝關節炎發生的原因可能與腰椎四、五節或薦椎二、三節旁的能量流動長期異常有關，也可能與牙根或牙周的感染有關。當膝蓋開始出現疼痛症狀時，如果不能及早治療根源，則時間越久，脊椎就會出現退化，例如椎間盤突出、脊椎滑脫等的機會越來越大，膝蓋內軟骨的磨損也會越來越大。

初期的膝蓋疼痛，適時補充大量維生素 B12、水

解膠原蛋白、和維生素 D3 會有幫助，至於葡萄糖胺和軟骨素則是完全無效（既無治療效果，也無預防效果）。一般醫師針對膝蓋退化已經造成軟骨磨損的手術前保守治療，最多是注射玻尿酸，其次注射 PRP (註5)，但玻尿酸的效果有限且短暫，PRP 則費用高昂。

義診退化性膝關節炎，最美好的「聲音」溫度

在「埔里。長青村」的那場義工當中，我也幸運的有一位很特殊的個案到來，一位 70 多歲失聰靠撿資源回收、種菜自給自足為生的爺爺。

---

*註5：PRP，（Platelet Rich Plasma，高濃度血小板血漿）多半應用在關節炎治療上。而 PRP 治療法是抽取患者的血液後，經過離心活化後得到高濃度血小板濃縮液，注射至膝蓋，可以減緩或終止軟骨細胞壞死磨損、緩解關節退化、減輕膝關節疼痛。

長青村雖然人情味溫暖，但居住的環境也只是安身而已，鐵皮屋頂內加輕便的木頭與塑膠隔間，當然沒有冷氣、空調、除濕機，能有電扇已經難能可貴，加上又位處鄉間田邊、山邊，生活環境和濕氣與退化性病症的夾雜，一般人如果看到家人不舒服，或許會讓長輩至少打個玻尿酸在關節處，雖然能暫時緩解，但容易被身體吸收無法持久。

於是我與村長交談爺爺的狀況，席間，爺爺剛走到我的整復床邊時，因為膝蓋已腫脹疼痛，行走相當緩慢的步伐才到我床邊，緩緩躺下時，腿還不太能夠打直。

但在我使用「聲音療法」的「缽。聲灸」過後，腳不但能夠打直了，下床前，在床沿甩動了幾下兩腿的膝蓋，靈活度大大增加。雖然爺爺無法言語，

也看見爺爺笑了，下床那一剎那，原本行走緩慢的步伐變成輕快的節奏，看著爺爺走路變輕鬆快活，聽著村長玩笑說：「老師的聲音，比玻尿酸來的快又方便吧！」這真是最美好的溫度了！

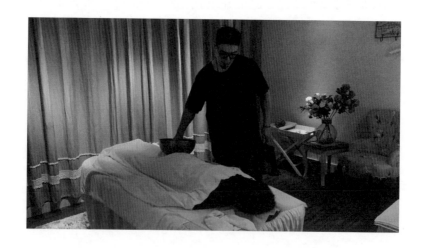

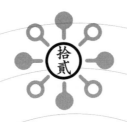

拾貳

聲灸治療。其他特殊性病症

僵直性脊椎炎、紅斑性狼瘡、小腦萎縮症、帕金森氏症等特殊性疾病，被認定至今在醫學上仍為無法痊癒的個案，透過聲灸治療又能為病人帶來什麼奇蹟呢？

另外，文明病的失眠，以及憂鬱、躁鬱在經過聲灸後，又會有什麼改進呢？

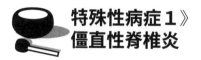

特殊性病症 1 》 僵直性脊椎炎

「Ankylosingspondylitis（簡稱 AS）」，中文又稱「關節黏連性脊椎炎」，俗稱「竹竿病」，是一種慢性進行性自體免疫系統缺損疾病，主要侵犯脊椎關節，患病機轉不明，好發於 15 ～ 40 歲，男性與女性之比為 3 比 1。

僵直性脊椎炎的症狀

家族中曾有人罹患 AS，其家人發病機率是沒有者的 30 倍，主要侵犯軀幹正中央的骨關節，通常開始於腸薦骨關節的滑液囊炎，逐漸往上侵犯脊椎之滑膜關節，由腰椎、胸椎最後至頸椎，也可廣泛地侵犯軟骨結合、韌帶附著部位及周邊關節，如肩、膝、髖等關節，發病時在下背有輕微疼痛及僵

硬，有時急性發作時在薦腸關節及腰椎處會有劇痛情形。

　　早晨起床時，疼痛與僵硬感最強。病人可能因脊椎關節粘連及軟組織鈣化呈「撲克背」，或是在頸背發生「駝背」現象，肋骨和胸骨的動作減少造成胸腔擴張受限及胸痛，病人只能靠橫膈呼吸而致肺活量降低。

僵直性脊椎炎的臨床個案與回饋

　　此類病症，至今在醫學上仍為無法痊癒的個案。但有一位在講座現場的學生，在我經施作「缽。聲灸」後，身體柔軟度情形。度明顯大幅提高、身體活動角度大幅增大、睡眠品質變佳，唯一需要注意的地方，就是讓他持續做「自身健康四件事」，柔軟度才能維持較久。

這位學生罹患僵直性脊椎炎已發病 30 年，平時每天都非常勤勞的做復健治療，並配合藥物、飲食、中醫針灸，但始終身體靈活度感受不佳。當他聽完我的講座，上台體驗前幾乎與一般人相同，只是想體驗什麼叫「聲灸」而已。我當時並未多想其他，現場操作「缽。聲灸」約 3 ～ 5 分鐘後，當他再踏下整復床，頓感全身乃至腰背椎的體感變得柔軟，動作僵硬感解除許多。

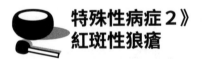

特殊性病症 2 》
紅斑性狼瘡

「系統性紅斑性狼瘡」或稱「全身性紅斑性狼瘡」，英文名稱為「Systemic Lupus Erythematosus（簡稱 SLE）」。

紅斑性狼瘡的症狀

在正常情形下，一般人的身體會製造抗體抵抗外來入侵的細菌、病毒、寄生蟲等物質。但罹患紅斑性狼瘡的病人，其免疫系統無法區分自己的跟外來的病菌，而把自己的細胞當成外來的攻擊者，造成全身器官組織，包括皮膚、關節、血液、腎臟及神經系統的發炎。因此，紅斑性狼瘡雖非傳染性疾病，也非惡性腫瘤，但卻是一種可侵犯全身之自體免疫性疾病，所以病程常具不可預期性。

也因此罹患紅斑性狼瘡的病人其個體差別大，疾病嚴重性變化也極大。疾病嚴重程度（活性高低）起起伏伏，症狀嚴重時稱活性發作，症狀輕微時稱活性緩解，狼瘡好發於育齡期女性（14 歲至 44 歲），男女比約 1 比 10，但是男性比女性嚴重，

年紀輕的病人症狀較嚴重，發病的原因，據研究是與基因及環境均有關係。

紅斑性狼瘡的臨床個案與回饋

此類病症，至今在醫學上仍為無法痊癒的個案，曾碰過最嚴重者，臉部紅腫、流湯、脫屑、圓餅臉，主訴個案知道免疫系統缺損是無法痊癒的，但還是極希望讓生活質量能變佳，不用再過度依賴藥物過生活。

因此在我經施作「缽。聲灸」後，個案原本身上因長期使用藥物所產生的藥性反應，做幾次後，臉部的紅腫反應不但消紅了，脫屑、流湯狀態亦大幅的改善並呈現收乾現象。

後來，該個案亦成了我學生，來上完「聲灸」基礎居家保養課程後，學會透由聲音控制的方法了解

如何控制自身的循環代謝原理，並將所學基本保養缽法持續配合自身保養操作兩個多月。當再次來看老師時，連臉部都恢復了正常瓜子臉，追根究底在「免疫系統缺損上」是無法真正治癒的，只能說，當身體丟垃圾的速度快過於堆積垃圾的速度時，身體自然而然就會健康許多，這就是身體這把身軀的鑰匙「血液循環」的奧秘吧！

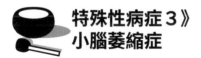

特殊性病症 3》
小腦萎縮症

小腦在人體中樞神經系統中占了很重要的地位，小腦若發生病變，通常會影響運動與平衡的失調。

小腦萎縮症的症狀

脊髓小腦萎縮症（Spinocerebellar Ataxia，簡稱 SCA），是一種體染色體的顯性遺傳神經系統

的疾病，小腦萎縮症患者的臨床症狀以小腦脊髓和腦幹神經之退化為特徵。

患者無法很平順地完成一個動作或執行一項動作，速度會變慢，患者肢體也會搖搖晃晃，動作精確度變差，在走路時可以明顯看到步態不穩，走起路來東倒西歪常會跌倒，上下樓梯也發生困難，需兩腳張開維持平衡，甚至還可能包括眼外肌的麻痺、痴呆症、過度反射動作、發音困難、發抖顫慄、肌張力不全、末端無力感等症狀，而且在同一家族中的患者可能會呈現不同症狀的組合、不同的發病年齡和不同的發病時間。

小腦萎縮症的臨床個案與回饋

此類病症，至今在醫學上仍為無法痊癒的個案，而我所碰過的狀況，主訴者是因為數年前突然小腦

中樞神經系統萎縮，在長期家庭照護案例中所衍伸的生活不便無法緩解，每天嚴重影響睡眠，需要吃極重的睡前鎮定劑，若不吃則不能睡，但吃了後，晚上又會起床多次一樣睡不著，嚴重影響自身及全家人睡眠及免疫系統問題。

個案做完「聲灸」的當下，身體不但在整復床上可以躺平（原躺下時，因長期身體傳導無法至末梢，加上關節處筋膜沒有水分，故呈雙腿無法躺平打直），也逐漸能身體使力向上，而不會只往前倒，其後家人學習完基礎保養缽法持續配合個案自身保養操作，配合每天至少全身做「聲灸」1～2次全身，約三週左右來訊分享自己已自然戒斷睡前鎮定劑的服用，還能一覺到天亮或只起來一次，大幅改善睡眠品質。

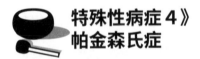

特殊性病症 4 》
帕金森氏症

帕金森氏病與中風及失智症併列為老年人三大疾病，影響國人健康甚大。其中，帕金森氏症（Parkinson's disease，簡稱 PD）是一種影響中樞神經系統的慢性神經退化疾病，主要影響運動神經系統，它的症狀通常會隨時間緩慢出現。

帕金森氏症的症狀

帕金森氏症早期最明顯的症狀為上肢在靜止時會不自覺抖動，但睡覺時即靜止，全身肌肉、關節肢體僵硬、運動功能減退和走路姿勢異常，面部也會呈現「面具臉」（面無表情、呆板），也有可能會開始發生認知和行為問題。

而帕金森氏症，在中醫又稱「震顫麻痺」，是以

在進行性運動時動作徐緩、肌肉僵直及顫抖為特徵的病症，多發於 50 歲以上的中老年人，屬中醫「顫振」「痙病」等範疇，多因肝腎不足、氣血兩虧、痰、瘀等致病。由於該病尚無理想的治療方法，服用西藥雖能控制病情，但隨著病程進展，服藥量也要增加，常因其藥物的交叉副作用困擾，造成進退兩難的境地。

另外，帕金森氏症、阿茲海默症在臨床上皆歸類為「神經退化病症」，指的是樞神經系統的慢性神經退化病症，主要影響運動神經系統，所以醫學上無解，但透過「聲灸（Sound-Penetrate）」的邏輯理念，以客觀的物理介質，具有沒有侵入性、後遺症，只是透「聲音」精準控制達到控制身體水分流動代謝是事實，因此趕快來看看以下二個個案如

何用聲音讓病狀止跌回穩未惡化的現象。

帕金森氏症的臨床個案與回饋

在我的案例中曾出現二個個案。一個是與我同為義工多年的師姐於近兩年意外發病，除了因病理徵狀造成行動反應遲緩外，最主要是希望能回到以前做義工一樣，與師父們一起禮佛、繞塔。因此，我在義工期間，每天幫師姐施作一次「聲灸」，師姐反應效果明顯提高，且能每天自由繞塔進行大禮拜。

另一個案例，則是一位我的學生帶著母親，與我一起參加「跟著古老的聲音回家」的行程，走訪印度、尼泊爾有關佛陀成道的八大聖地。我在機場初遇學生母親時，發現她眼神較不聚焦、無神、駝背、

走路較緩慢，尤其手部不自覺顫抖無法停止。剛開始，我並沒有主動提出要「聲灸」，因為這要緣份。

不過，在這 10 天的行程中，正巧遇上當事人提出了意願才會遇見。就在第三天時，學生母親主動提出能否嘗試「聲灸」看看。於是每到一個地方行程結束的每天，她都來報到施作「聲灸」一次。讓眾多同行的學生們感到訝異的是，在往後的旅程直至結束，個案不但最明顯的手部顫抖問題完全不抖了，眼神及對話變得非常敏捷，駝背的問題也明顯改善許多，甚至站立時背部也比較直了。

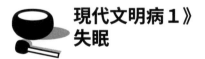

現代文明病 1 》
失眠

現代人壓力大，生活作息的不正常都已經是習

以為常，台灣睡眠醫學學會調查，全國有 13.9%
的女性與 8.6%的男性飽受長期失眠之苦。年齡越
大，失眠的狀況越頻繁，16.7%的 50 歲以上長輩
有長期失眠經驗，如果大於 60 歲，失眠機率更可
達 22.7%。

失眠與安眠藥的問題

衛生福利部食品藥物管理署（簡稱「食藥署」）
調查更後發現，60 歲以上女性使用安眠藥的頻率
居各族群之冠。為了能睡個好覺，不少人會尋求安
眠藥的幫助，光是在 2014 年，台灣人就吃下了 3
億 3900 萬粒安眠藥。在這些吃下肚的安眠藥中，
是否真的都「對症下藥」了呢？

常見服用的安眠藥只是助眠藥物的統稱，事實上

「是藥三分毒」，所有藥物都有其副作用，服用後可能會發生頭暈、早晨嗜睡、記憶力減退、恍惚、呼吸抑制等，若是長期使用，可能產生依賴性。

此外，驟然停藥可能也會產生一些症狀（稱為戒斷作用），例如焦慮、疲倦、注意力不集中、頭痛、暫時性失眠、記憶力減退等，若想停藥，應該在醫生的指示下採漸進方式調整藥量。

治療失眠的臨床個案與回饋

而這個案例是我身為金融業經理人時所認識的多年友人夫妻，後來友人夫妻也成為我「聲灸」療育系統學生。

先生為旅遊業者負責人，跟我一起出訪印度時，訝異聲音療育的「聲灸」效果怎會如此迅速？因此提到其太太長期遭受失眠所苦，即使服用安眠藥，

也依然睡不長、半夜起來睡不回去、想戒藥卻無法斷藥等問題。

回國後，邀請友人太太第一次做「聲灸」時，經友人反應，太太回家當晚就可不用藥物，從晚上睡到隔天早上近 10 小時，隨後可以開始不用安眠藥即可入睡。隔半年後，第二次做「聲灸」後至今，太太已完全斷藥代謝，不需要再靠任何藥物入眠。

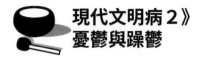
現代文明病 2 》
憂鬱與躁鬱

傳統上，所有的精神官能症都被稱為「腦神經衰弱」，而憂鬱症，也屬於其中的一種。

憂鬱症的症狀及問題

然而，大多數人並無「憂鬱症」的觀念，病患很

少會認為或承認自己患有憂鬱症，反而會專注於身體出現的症狀，如食慾不振、胃腸不適、疲倦、頭暈、心悸、胸悶等，以為自己患有身體疾病（稱為「身體化現象」），而向其他非精神科醫師求助，特別是老年人。兒童青少年的憂鬱症，有時會以問題行為（如暴怒、躁動不安、翹課、功課退步）為主要表現；成年男性憂鬱症患者，則可能以酒精濫用、暴力行為來表現。

有人統計，內科門診就診病患中，75％有情緒困擾問題，其中以憂鬱及焦慮症狀居多。至於症狀比較嚴重，需要接受治療的，約佔 12～15％。因此正確認識憂鬱症，並對症下藥，才能免於憂鬱纏身之苦！

躁鬱症的症狀及問題

至於，「躁鬱症」則是另一種情緒失調的精神疾病，一般人常將之和憂鬱症混淆不清。臨床診斷躁鬱症，並不一定需要有憂鬱發作，但卻一定要有輕躁或躁症發作，輕躁發作一般常因症狀較輕，難被察覺，通常輕躁的病人會持續好幾天莫名的興奮、或愉悅，表現出異於平常的自信，且精力旺盛。談話時滔滔不絕或天馬行空，人際互動可能變的慷慨熱情或愛與人爭辯，有的人會過度參與超過自身能力以外的事務，如盲目的投資、不計代價的使用金錢、誇張的信奉宗教，以及過多而不恰當的性行為。

至於躁症發作，症狀會比較嚴重，而且持續的時間更久。

一般躁症發作，病人會有超過一週以上的誇大言行、意念奔馳，以及睡眠需求減少，認為自己擁有超能力、想像變成神仙或上帝，或具有拯救世人的任務，明顯的脫離現實，且功能受損，更嚴重者則出現幻聽、被害妄想或行為攻擊，躁鬱症除了輕躁及躁症發作外，也可以有憂鬱發作以及混合發作。

治療憂鬱與躁鬱的臨床個案與回饋

或許是因為現代社會的壓力，導致現代人為五斗米而「不得不」的行為與認知產生落差感，加上近年來國際爆發嚴重的新型冠狀病毒（COVID-19)疫情，讓太多人在生活及工作上遭受太多的不確定性，使得我在講座上課時，現場的詢問比例變高。不過，在經過「聲灸」後數次，配合「健康四件事」，許多極度緊張、無法睡眠、身體找不出病因

性的疼痛、用藥過度的問題，達到大幅緩解並退掉藥物依賴性。

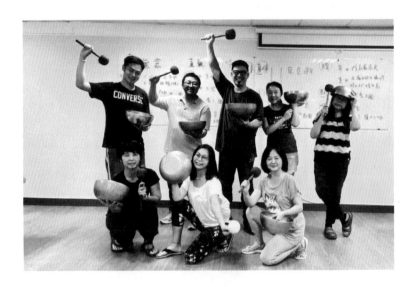

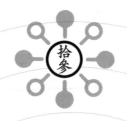

「缽。聲灸」。

聲灸療育系統與缽的緣起

因為修行人相信，

透過「缽聲」的共鳴共振，

可以和大自然的頻率合而為一，

達到療育的效果。

透過「聲音」調整身體器官與氣血循環

在幾千年的文化傳承紀錄中，當時還未有宗教色彩時，古老經驗紀錄的保健、養生及治療疾病的方法之一，即是透過「聲音」來調整身體器官與氣血循環。而使用的工具就是敲打「缽」。

而古時「缽聲」帶有強烈的神祕色彩，除了是祭祀儀式的法器，修行人也會用它來調理身體及治療疾病。因為修行人相信，透過「缽聲」的共鳴共振，可以和大自然的頻率合而為一，達到療育的效果。

演變至今，經西方醫學證實，「缽聲」的共鳴和共振可直達人體細胞深處，將磁場轉化並微調身體各器官的頻率，不單可促進血液循環，亦可激發人體的自癒能力，使身體獲得調整與淨化。

因缽聲引起體內分子共振的療育系統

「缽」是用金屬手製槌鍊製而成，因此，每只頌缽的形狀、大小及金屬成分都不同，產生不同的和聲和共振，達致不同的調頻作用，運作時，會用木槌摩擦或敲擊它的外緣，使它發出深沉飽滿，和諧而悠遠的聲音及振動，引起體內分子共振，形成漣漪振動式按摩與療育效果。

因此當療育系統施作時，會根據人體的聲音反射走缽，順著走過身體筋膜與十四經絡穴道處（見P.235），按照聲音沉悶清亮淺薄等的反射體徵，放在受者身旁或直接放在身上，當身體隨著聲音運缽作用時，體內分子會隨著缽聲的音波共振，對身體產生水分強迫移動代謝的作用，活化能量的流

動，打開長時間糾結、阻塞的身體，化解疼痛不適的部位，令身體的器官能再度和諧運作。

每個人的覺受力不同，所以接受頌缽音療時狀況也會因人而異，大多數的人會感受到頌缽所產生的共振在身上不同部位，那溫柔、深層、舒適的按摩。有些敏感度較高的人，會感受到頌缽所產生的振動，在體內沿著脈輪流動，有些甚至能夠感受到頌缽跟身體互動後的反饋，體驗到從身體傳達出來的訊息，如酸、麻、癢、痛、熱、電的現象，知道哪個部位的血液循環流動代謝受阻，需要多加留心。

另外，缽聲發出的音色優美而沉穩，會使人進入身心舒緩的狀態，就好似身處在寧謐的寺廟內般，感到前所未有的平靜和諧，不少人會在施作中舒適進入夢鄉，得到深層的休息，因此醒來時會感到精

力十分充沛。

聲灸的工具：
銅缽

至於「缽」的材料，是由金、銀、銅、鐵、鉛、汞，合成製造鍛造而成的銅缽，是用手工一槌一槌打造，打造時一點都不能偷懶才能整體成型，達到最佳的平衡與聲響狀態。

一般市售大致分機器缽（雕花、平整）、半機器缽（做舊）、手工缽（手鑄鍛造），因此，在此所指的銅缽為「手工缽」，銅缽可以攝心神，協助進入深沉靜心，達到內心平靜，又與身體不同器官產生共鳴共振，有助消除負能量的釋放，平衡脈輪能量，並開發更高頻率（它是能讓自我覺察的助緣）。

頌缽療育系統 的運作

人會生病是因為情緒無法紓解，思想沒辦法釋放，生活缺乏愛，不受尊重、身心不平衡、壓力大、焦慮、敵意、憤怒、報復心、擾慮、惡念、恐懼、痛苦、放不下心和汙染的環境都是因，病為果。

而「缽。聲灸」的療育系統運作，除了能助睡眠、能紓解上面的病因，更讓人體血液循環、新陳代謝、解毒功能恢復了，即能使病因得到療育。尤其「缽」共鳴聲沉，適合將能量沉墜，聲波本質有驅邪作用（可用來收驚、淨化空間與自身），能產生波能、氣能、光能、熱能及靈能，讓人體負能量達到消除的目的，使身心靈得到健康與提升淨化。

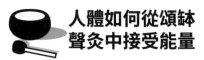

人體如何從頌缽聲灸中接受能量

而我們人體又是如何從頌缽聲灸中接受能量呢？事實上，能量與人體情緒會交互產生影響，而人體是由百千萬個細胞組成，它是圓的經由點、線、面迅速傳達。

點：五臟六腑。

線：十四經絡、奇經八脈。

面：認識神奇大腦──覺知力。

江湖相傳，「銅缽」它是家庭必備，能量、解毒及舒壓療法之物。因此以下，將針對如何在人體部位利用缽聲，進行「缽。聲灸」的療育系統運作。

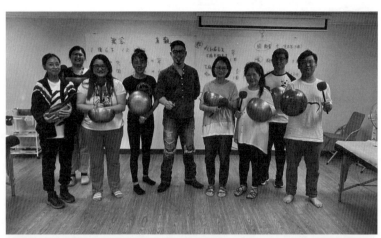

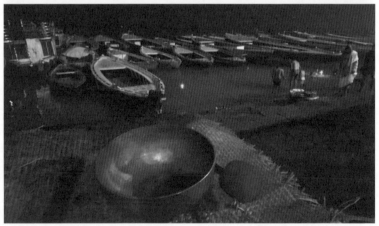

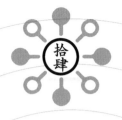

拾肆

自我保健一二三
缽聲控制簡單做

開始進入到「缽。聲灸」療育系統，
要準備什麼東西？或材料呢？
趕快來看看！

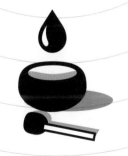

「缽。聲灸」療育系統的使用方法

結合以上健康四件事：「喝水」、「吹風機」、「睡覺」、「喝粥」，其實正符合中國醫理中的「補」、「洩」、「造血」、「解毒」四法，讓身體持續每天有規律的供給產生體內「飛輪效應」，就像身體丟垃圾的速度變快了，自然而然的身體就恢復血液循環，新陳代謝、解毒功能變好。

「健康」是每個人最寶貴的人生課題，願將以上的淺見、方法，讓更多人能運用在生活中，在不需要另增更多負擔、後遺症的情況下，達到「無毒人生」，願人人皆可以擁有「不藥而癒」的能力，深深的祝福。

首先，讓我們先定義一下「缽。聲灸」療育系統

的使用方法，以協助各位有緣人進行更簡單的控制聲音，並且達到自我保養的好效果。

「缽。聲灸」療育系統的準備事項及操作流程

準備事項

1. 準備一個「缽」，寬 26～28 公分、重 1.8～2.4 公斤。

2. 準備一個「吸玻器」。

3. 準備一隻「敲缽棒」。

操作流程

1. 將「吸玻器」放於缽的正中間位置，先不急著扣上把手，請在地板上看著吸玻器正中央的小白點

為中心點，左右轉個幾圈，確認吸玻器位於缽的正中央位置。

2. 接著，將兩手打直俯撐下壓後在扣上手把，請務必將缽放在地板上做此貼合吸玻器的動作，以確保吸玻器中的所有空氣都已經擠出，避免在操作時銅缽掉落，畢竟有些重量。

3. 請務必確實操作，並在每次使用後，必定將吸玻器卸下，以避免塑膠吸盤變形老化，失去吸附能力，影響操作上的安全。

4. 此方式，男女皆可輕鬆做到，只要確實執行檢查動作，即可輕鬆操作，只要多多使用練習，會大大發現「缽＋吸玻器」可以克服幫自己、別人的許多盲點與角度，除了能保養「不求人」外，使用時

其實就是借力使力而已，更能有效的運用。

 ## 「缽。聲灸」療育系統的
統一使用語言與方法

接著，我們統一一下使用時的語言及方法。

口號 1：將缽以「平貼放置於身體」，稱之為「平缽」。

口號 2：將缽以「45 度角貼合身體」，稱之為「立缽」。

口號 3：將缽以「逆向放平走缽」，稱之為「逆平缽」。

口號 4：將缽以「反戴，頂在頭上」，稱之為「頂缽」。

口號 5：將缽以「騰空」，稱之為「懸缽」。

　　了解缽放置位置的專業用語，接下來可以依以下
老師的示範來理解。

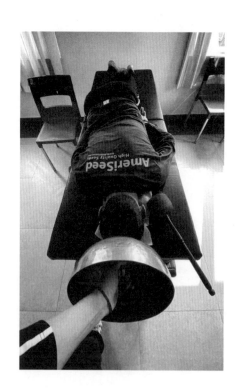

示範動作1／
「仰躺。正面」

1. 調整呼吸。讓自己靜下心 1.2. 1234 （律動共鳴）

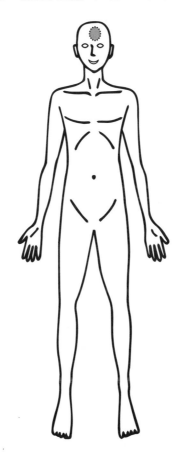

2.

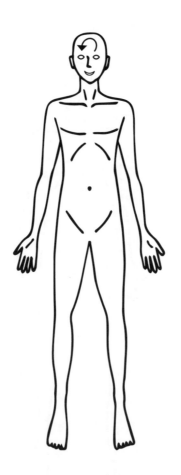

3.

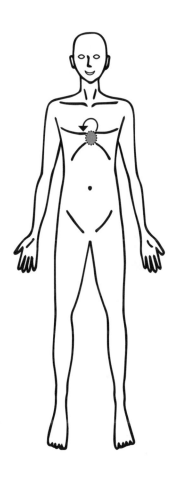

4.

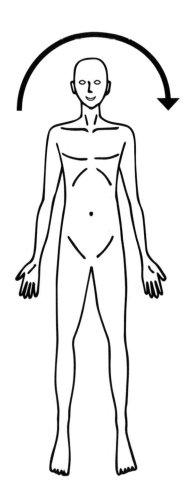

5.

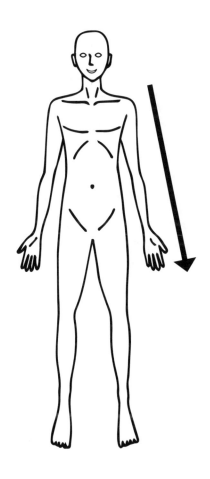

6.

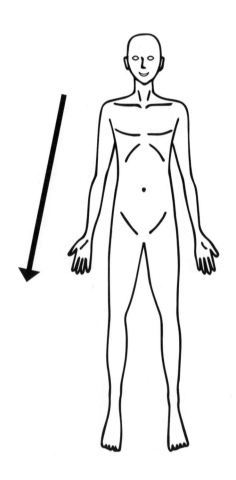

7.

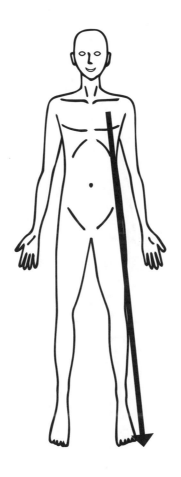

8.

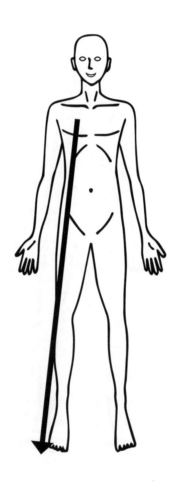

9.

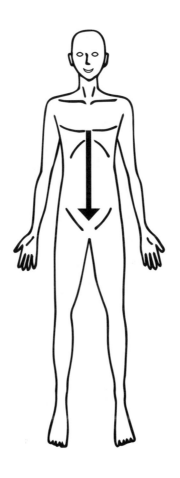

10.

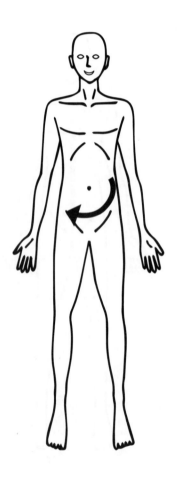

11.

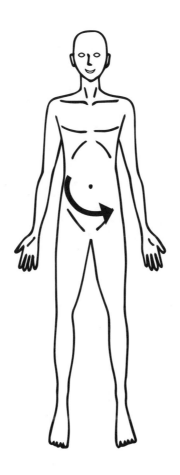

12.

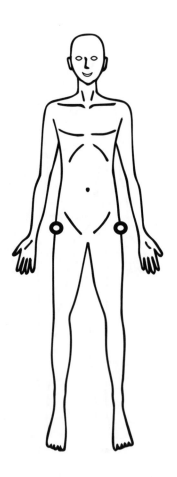

13.

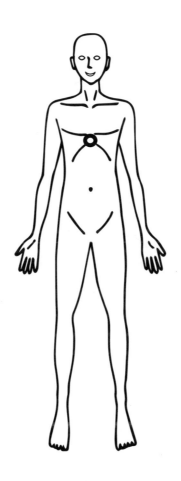

14.

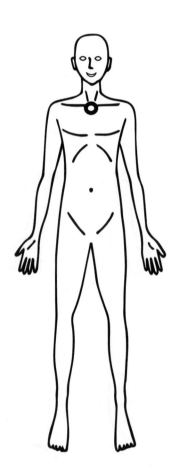

15.

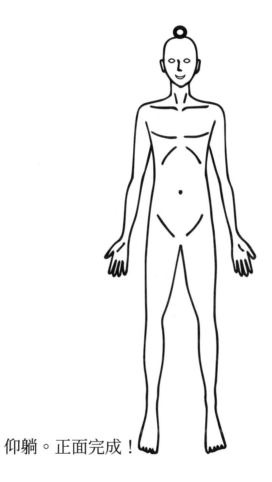

仰躺。正面完成！

示範動作2／
「俯趴。背面」

1. 調整呼吸。讓自己靜下心　1.2.　1234　（律動
共鳴）

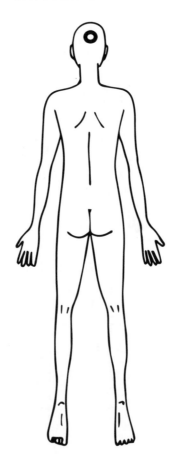

2.

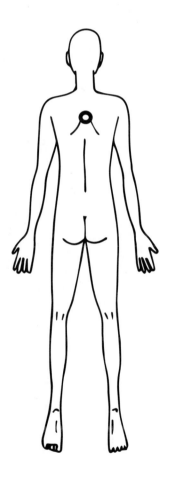

3.

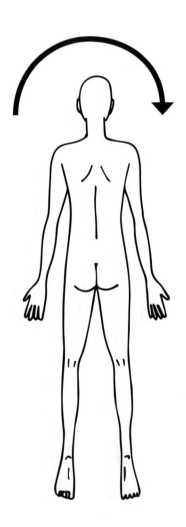

4.

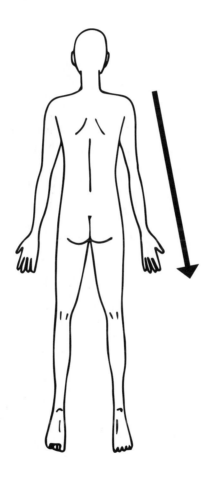

5.

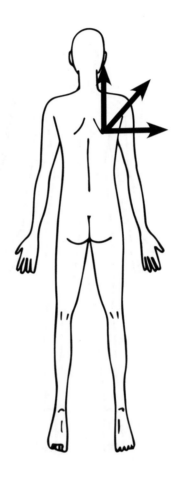

6.

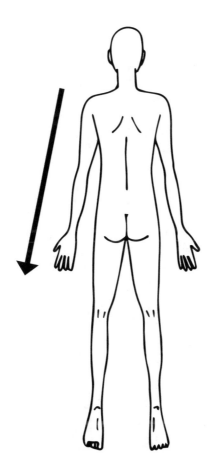

7.

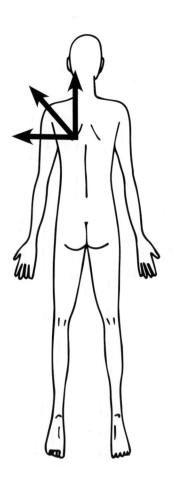

8.

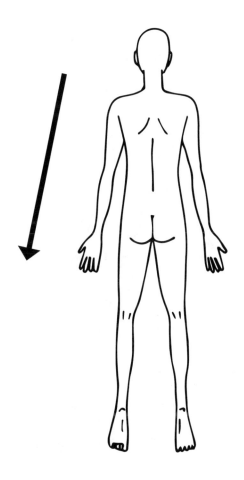

9.

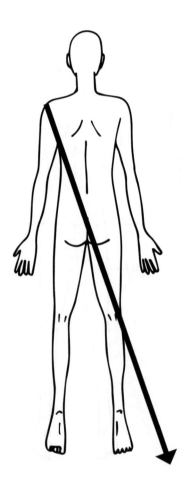

10.

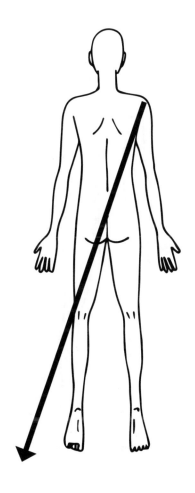

11.

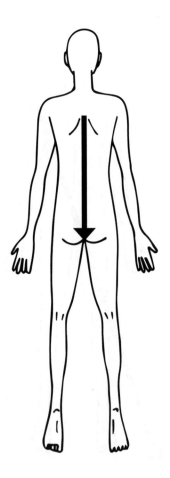

12.

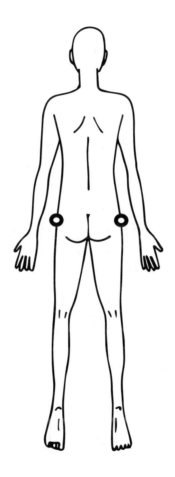

13.

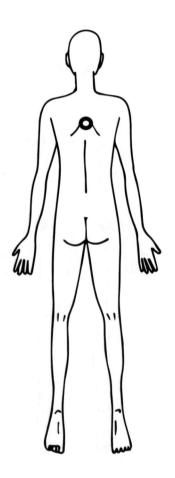

14.

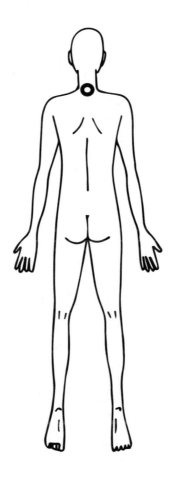

15.

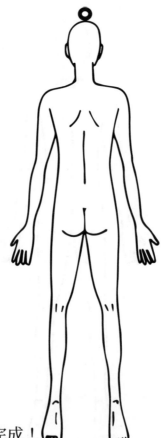

俯趴。背面完成！

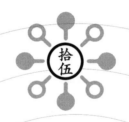

拾伍

人體十四經絡穴位圖解

聲灸是利用人體細胞穴位，
以五臟六腑的點、
至十四經絡與奇經八脈的線，
再到大腦覺知力的面迅速傳達。
趕快來看看，人體有哪些重要的經絡穴道。

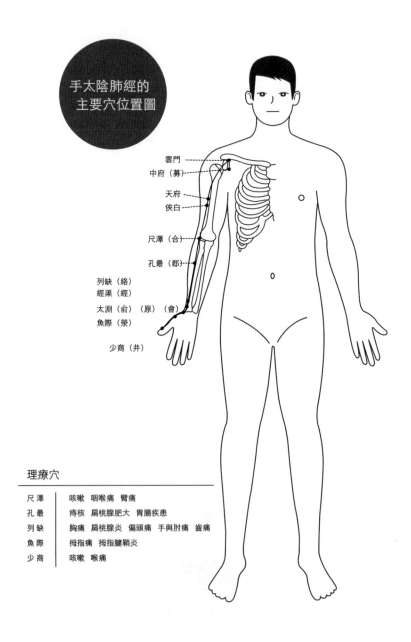

手太陰肺經的
主要穴位置圖

雲門
中府（募）
天府
俠白
尺澤（合）
孔最（郄）
列缺（絡）
經渠（經）
太淵（俞）（原）（會）
魚際（滎）
少商（井）

理療穴

尺澤	咳嗽　咽喉痛　臂痛
孔最	痔核　扁桃腺肥大　胃腸疾患
列缺	胸痛　扁桃腺炎　偏頭痛　手與肘痛　齒痛
魚際	拇指痛　拇指腱鞘炎
少商	咳嗽　喉痛

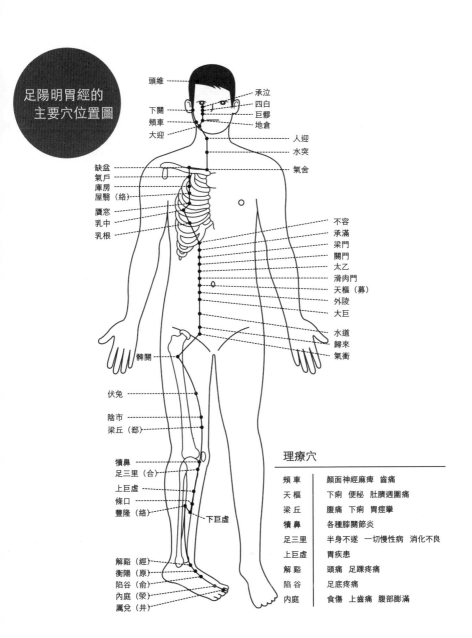

足陽明胃經的
主要穴位置圖

頭維

承泣
四白
巨髎
地倉

下關
頰車
大迎

人迎
水突

氣舍

缺盆
氣戶
庫房
屋翳（絡）
膺窗
乳中
乳根

不容
承滿
梁門
關門
太乙
滑肉門
天樞（募）
外陵
大巨

水道
歸來
氣衝

髀關

伏兔

陰市
梁丘（郄）

犢鼻
足三里（合）
上巨虛
條口
豐隆（絡）

下巨虛

解谿（經）
衝陽（原）
陷谷（俞）
內庭（滎）
厲兌（井）

理療穴

穴名	主治
頰車	顏面神經麻痺　齒痛
天樞	下痢　便秘　肚臍週圍痛
梁丘	腹痛　下痢　胃痙攣
犢鼻	各種膝關節炎
足三里	半身不遂　一切慢性病　消化不良
上巨虛	胃疾患
解谿	頭痛　足踝疼痛
陷谷	足底疼痛
內庭	食傷　上齒痛　腹部膨滿

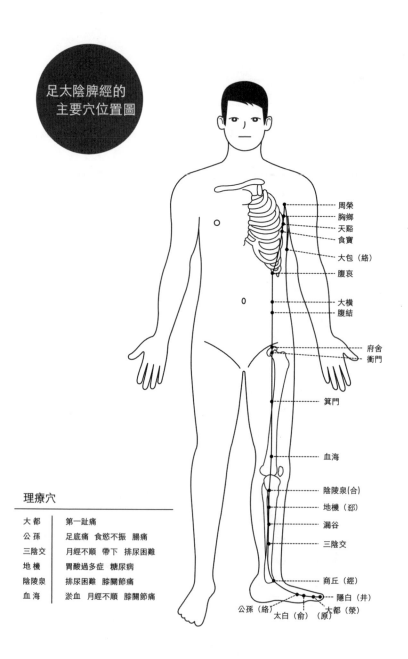

足太陰脾經的
主要穴位置圖

周榮
胸鄉
天谿
食竇
大包（絡）
腹哀
大橫
腹結
府舍
衝門
箕門
血海
陰陵泉(合)
地機（郄）
漏谷
三陰交
商丘（經）
隱白（井）
大都（滎）
公孫（絡）
太白（俞）（原）

理療穴

大都	第一趾痛
公孫	足底痛 食慾不振 腸痛
三陰交	月經不順 帶下 排尿困難
地機	胃酸過多症 糖尿病
陰陵泉	排尿困難 膝關節痛
血海	淤血 月經不順 膝關節痛

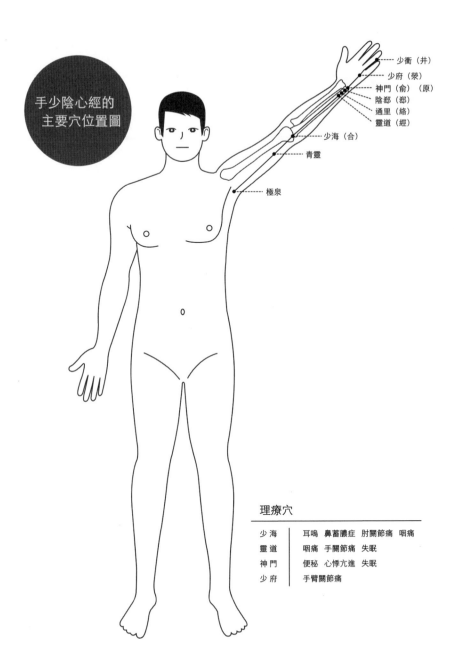

手少陰心經的
主要穴位置圖

少衝（井）
少府（滎）
神門（俞）（原）
陰郄（郄）
通里（絡）
靈道（經）
少海（合）
青靈
極泉

理療穴

少海	耳鳴　鼻蓄膿症　肘關節痛　咽痛
靈道	咽痛　手關節痛　失眠
神門	便秘　心悸亢進　失眠
少府	手臂關節痛

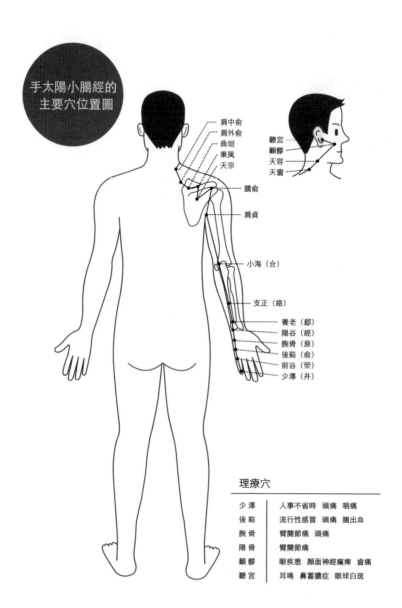

手太陽小腸經的
主要穴位置圖

肩中俞
肩外俞
曲垣
秉風
天宗

臑俞

肩貞

小海（合）

支正（絡）

養老（郄）
陽谷（經）
腕骨（原）
後谿（俞）
前谷（榮）
少澤（井）

聽宮
顴髎
天容
天窗

理療穴

少 澤	人事不省時　頭痛　咽痛
後 谿	流行性感冒　頭痛　鼻出血
腕 骨	臂關節痛　頭痛
陽 骨	臂關節痛
顴 髎	眼疾患　顏面神經痲痺　齒痛
聽 宮	耳鳴　鼻蓄膿症　眼球白斑

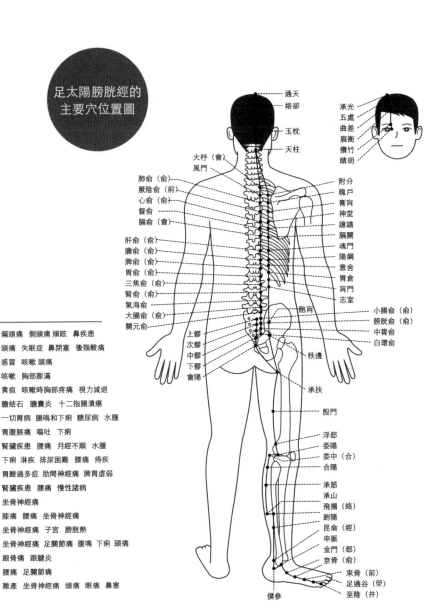

足太陽膀胱經的主要穴位置圖

通天
絡卻
玉枕
天柱

承光
五處
曲差
眉衝
攢竹
睛明

大杼（會）
風門

肺俞（俞）
厥陰俞（前）
心俞（俞）
督俞
膈俞（會）

肝俞（俞）
膽俞（俞）
脾俞（俞）
胃俞（俞）
三焦俞（俞）
腎俞（俞）
氣海俞
大腸俞（俞）
關元俞

上髎
次髎
中髎
下髎
會陽

附分
魄戶
膏肓
神堂
譩譆
膈關
魂門
陽綱
意舍
胃倉
肓門
志室

小腸俞（俞）
膀胱俞（俞）
中膂俞
白環俞

胞肓

秩邊

承扶

殷門

浮郄
委陽
委中（合）
合陽
承筋
承山
飛揚（絡）
跗陽
昆侖（經）
申脈
金門（郄）
京骨（俞）
束骨（前）
足通谷（滎）
至陰（井）

僕參

理療穴

通 天	偏頭痛 側頭痛 頭眩 鼻疾患
天 柱	頭痛 失眠症 鼻閉塞 後頸酸痛
風 門	感冒 咳嗽 頭痛
肺 俞	咳嗽 胸部膨滿
肝 俞	黃疸 咳嗽時胸部疼痛 視力減退
膽 俞	膽結石 膽囊炎 十二指腸潰瘍
脾 俞	一切胃病 腸鳴和下痢 糖尿病 水腫
胃 俞	胃腹脹痛 嘔吐 下痢
腎 俞	腎臟疾患 腰痛 月經不順 水腫
次 髎	下痢 淋疾 排尿困難 腰痛 痔疾
膏 肓	胃酸過多症 肋間神經痛 脾胃虛弱
志 室	腎臟疾患 腰痛 慢性諸病
殷 門	坐骨神經痛
委 中	膝痛 腰痛 坐骨神經痛
跗 陽	坐骨神經痛 子宮 膀胱熱
昆 侖	坐骨神經痛 足關節痛 腹鳴 下痢 頭痛
僕 參	跟骨痛 跟腱炎
金 門	腰痛 足關節痛
至 陰	難產 坐骨神經痛 頭痛 眼痛 鼻塞

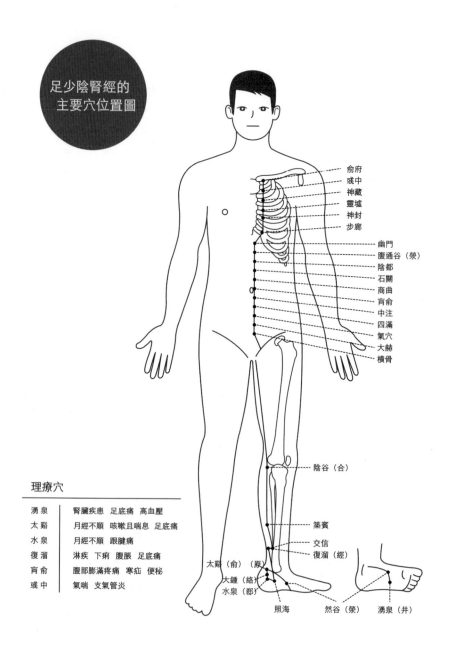

足少陰腎經的
主要穴位置圖

俞府
或中
神藏
靈墟
神封
步廊

幽門
腹通谷（滎）
陰都
石關
商曲
肓俞
中注
四滿
氣穴
大赫
橫骨

陰谷（合）

築賓

交信

復溜（經）

太谿（俞）（原）
大鍾（絡）
水泉（郄）

照海　　　　然谷（滎）　　湧泉（井）

理療穴

湧泉	腎臟疾患　足底痛　高血壓
太谿	月經不順　咳嗽且喘息　足底痛
水泉	月經不順　跟腱痛
復溜	淋疾　下痢　腹脹　足底痛
肓俞	腹部膨滿疼痛　寒疝　便秘
或中	氣喘　支氣管炎

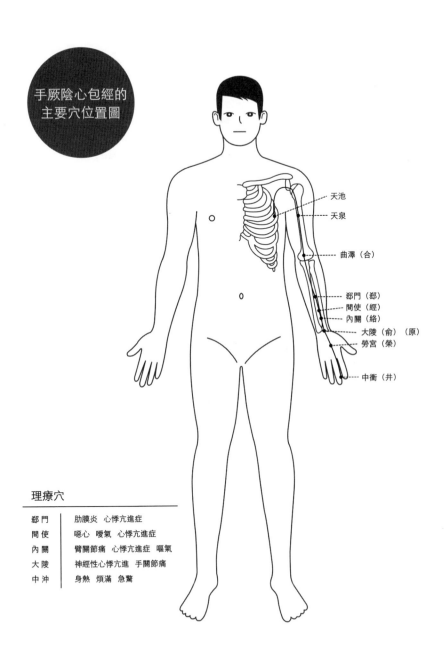

手厥陰心包經的
主要穴位置圖

天池
天泉
曲澤（合）
郄門（郄）
間使（經）
內關（絡）
大陵（俞）（原）
勞宮（榮）
中衝（井）

理療穴

郄門	肋膜炎　心悸亢進症
間使	噁心　噯氣　心悸亢進症
內關	臂關節痛　心悸亢進症　嘔氣
大陵	神經性心悸亢進　手關節痛
中沖	身熱　煩滿　急驚

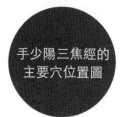

手少陽三焦經的
主要穴位置圖

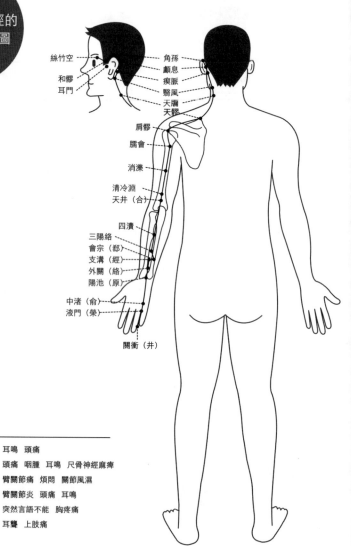

絲竹空
和髎
耳門

角孫
顱息
瘈脈
翳風
天牖
天髎

肩髎

臑會

消濼

清冷淵
天井（合）

四瀆

三陽絡
會宗（郄）
支溝（經）
外關（絡）
陽池（原）

中渚（俞）
液門（榮）

關衝（井）

理療穴

關 衝	耳鳴 頭痛
中 渚	頭痛 咽腫 耳鳴 尺骨神經麻痺
陽 池	臂關節痛 煩悶 關節風濕
外 關	臂關節炎 頭痛 耳鳴
支 溝	突然言語不能 胸疼痛
會 宗	耳聾 上肢痛

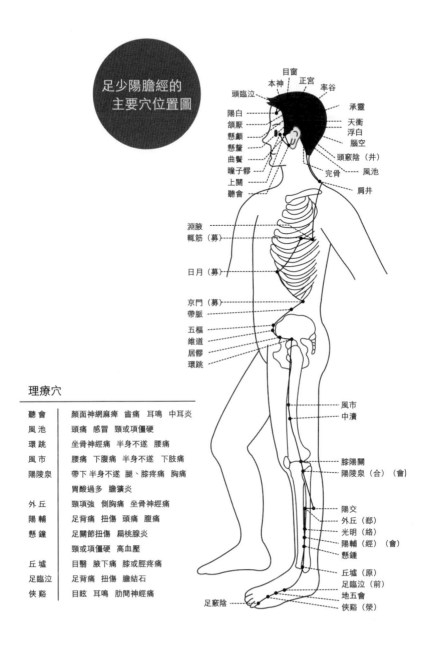

足少陽膽經的
主要穴位置圖

目窗
本神　正宮
頭臨泣　　率谷
陽白　　　　　　　　　　承靈
頷厭　　　　　　　　　　天衝
懸顱　　　　　　　　　　浮白
懸釐　　　　　　　　　　腦空
曲鬢　　　　　　　頭竅陰（井）
瞳子髎　　　　完骨　　風池
上關　　　　　　　　肩井
聽會

淵腋
輒筋（募）

日月（募）

京門（募）
帶脈

五樞
維道
居髎
環跳

理療穴

聽 會	顏面神經麻痺　齒痛　耳鳴　中耳炎
風 池	頭痛　感冒　頸或項僵硬
環 跳	坐骨神經痛　半身不遂　腰痛
風 市	腰痛　下腹痛　半身不遂　下肢痛
陽陵泉	帶下　半身不遂　腿、膝疼痛　胸痛
	胃酸過多　膽囊炎
外 丘	頸項強　側胸痛　坐骨神經痛
陽 輔	足背痛　扭傷　頭痛　腹痛
懸 鐘	足關節扭傷　扁桃腺炎
	頸或項僵硬　高血壓
丘 墟	目翳　腋下痛　膝或脛疼痛
足臨泣	足背痛　扭傷　膽結石
俠 谿	目眩　耳鳴　肋間神經痛

風市
中瀆

膝陽關
陽陵泉（合）（會）

陽交
外丘（郄）
光明（絡）
陽輔（經）（會）
懸鍾

丘墟（原）
足臨泣（前）
地五會
俠谿（滎）

足竅陰

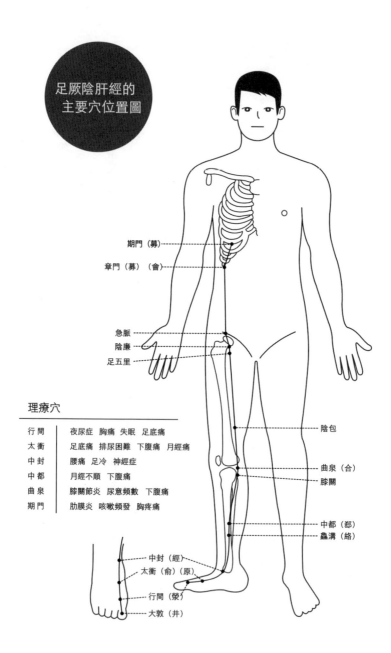

足厥陰肝經的
主要穴位置圖

期門（募）

章門（募）（會）

急脈
陰廉
足五里

理療穴

行 間	夜尿症 胸痛 失眠 足底痛
太 衝	足底痛 排尿困難 下腹痛 月經痛
中 封	腰痛 足冷 神經症
中 都	月經不順 下腹痛
曲 泉	膝關節炎 尿意頻數 下腹痛
期 門	肋膜炎 咳嗽頻發 胸疼痛

陰包

曲泉（合）
膝關

中都（郄）
蠡溝（絡）

中封（經）
太衝（俞）（原）
行間（滎）
大敦（井）

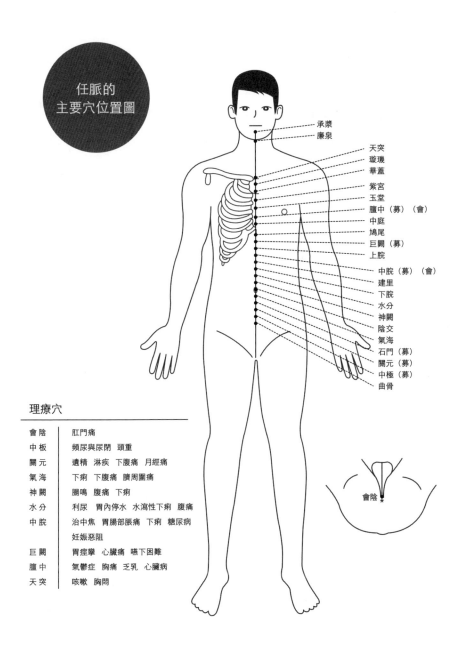

任脈的
主要穴位置圖

承漿
廉泉

天突
璇璣
華蓋
紫宮
玉堂
膻中（募）（會）
中庭
鳩尾
巨闕（募）
上脘

中脘（募）（會）
建里
下脘
水分
神闕
陰交
氣海
石門（募）
關元（募）
中極（募）
曲骨

理療穴

會陰	肛門痛
中極	頻尿與尿閉 頭重
關元	遺精 淋疾 下腹痛 月經痛
氣海	下痢 下腹痛 臍周圍痛
神闕	腸鳴 腹痛 下痢
水分	利尿 胃內停水 水瀉性下痢 腹痛
中脘	治中焦 胃腸部脹痛 下痢 糖尿病 妊娠惡阻
巨闕	胃痙攣 心臟痛 嚥下困難
膻中	氣鬱症 胸痛 乏乳 心臟病
天突	咳嗽 胸悶

會陰

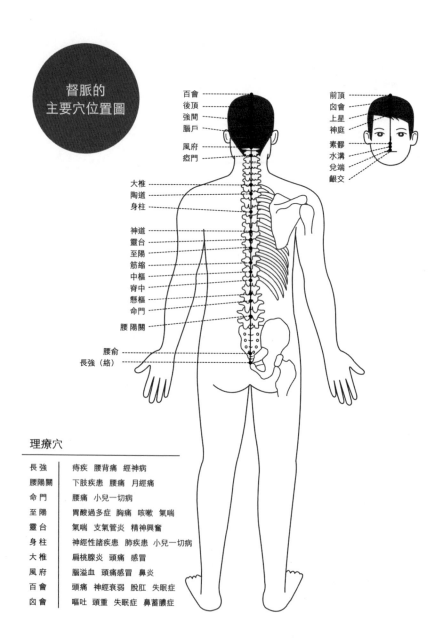

督脈的
主要穴位置圖

百會
後頂
強間
腦戶
風府
瘂門

前頂
囟會
上星
神庭
素髎
水溝
兌端
齦交

大椎
陶道
身柱

神道
靈台
至陽
筋縮
中樞
脊中
懸樞
命門

腰陽關

腰俞
長強（絡）

理療穴

穴位	主治
長 強	痔疾　腰背痛　經神病
腰陽關	下肢疾患　腰痛　月經痛
命 門	腰痛　小兒一切病
至 陽	胃酸過多症　胸痛　咳嗽　氣喘
靈 台	氣喘　支氣管炎　精神興奮
身 柱	神經性諸疾患　肺疾患　小兒一切病
大 椎	扁桃腺炎　頭痛　感冒
風 府	腦溢血　頭痛感冒　鼻炎
百 會	頭痛　神經衰弱　脫肛　失眠症
囟 會	嘔吐　頭重　失眠症　鼻蓄膿症

腳底反射病理各穴位名稱

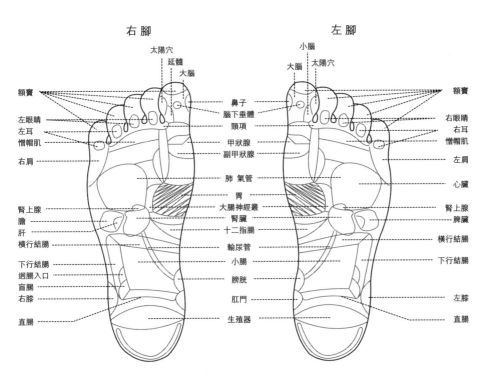

右 腳

太陽穴
延髓
大腦

額竇
左眼睛
左耳
憎帽肌
右肩
腎上腺
膽
肝
橫行結腸
下行結腸
迴腸入口
盲腸
右膝
直腸

左 腳

小腦
大腦　太陽穴

額竇
右眼睛
右耳
憎帽肌
左肩
心臟
腎上腺
脾臟
橫行結腸
下行結腸
左膝
直腸

鼻子
腦下垂體
頸項
甲狀腺
副甲狀腺
肺 氣管
胃
大腸神經叢
腎臟
十二指腸
輸尿管
小腸
膀胱
肛門
生殖器

缽・「聲灸」療育的藝術（*Sound-Penetrate*）
——Leo用聲音打通身體任督二脈，不藥而癒的「身體風水」養生學【暢銷修訂版】

作　者／楊裕仲(Leo 老師)
美術編輯／廖又儀
人體插畫／黃昀嘉
文字編輯／魏賓千
責任編輯／李寶怡
企畫選書人／賈俊國

總 編 輯／賈俊國
副總編輯／蘇士尹
編　　輯／黃　欣
行銷企畫／張莉滎・蕭羽猜・溫于閎

發 行 人／何飛鵬
法律顧問／元禾法律事務所王子文律師
出　　版／布克文化出版事業部
台北市中山區民生東路二段 141 號 8 樓
電話：(02)2500-7008　傳真：(02)2502-7676
Email：sbooker.service@cite.com.tw
發　　行／英屬蓋曼群島商家庭傳媒股份有限公司城邦分公司
台北市中山區民生東路二段 141 號 2 樓
書虫客服服務專線：(02)2500-7718；2500-7719
24 小時傳真專線：(02)2500-1990；2500-1991
劃撥帳號：19863813；戶名：書虫股份有限公司
讀者服務信箱：service@readingclub.com.tw
香港發行所／城邦(香港)出版集團有限公司
香港九龍九龍城土瓜灣道 86 號順聯工業大廈 6 樓 A 室
電話：+852-2508-6231　　傳真：+852-2578-9337
Email：hkcite@biznetvigator.com
馬新發行所／城邦(馬新)出版集團 Cité (M) Sdn. Bhd.
41, Jalan Radin Anum, Bandar Baru Sri Petaling,
57000 Kuala Lumpur, Malaysia
電話：+603- 9057-8822　　傳真：+603- 9057-6622
Email：cite@cite.com.my
印　　刷／韋懋實業有限公司
初　　版／2021 年 01 月
四版 8 刷／2024 年 02 月
定　　價／NT390 元
ISBN ／ 978-626-7337-71-4
EISBN ／ 978-626-7337-70-7(EPUB)